준비된
사람만
누릴 수 있는

100세
건강시대

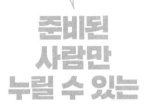

준비된
사람만
누릴 수 있는

100세
건강시대

제3권

| 암과 다양한 질환들 |

뉴스1 편집국 • 글

뉴스1

제1장   정복하지 못한 **인류의 숙적 '암'**

제2장   우리 주변에 **도사리고 있는 '암'**

과학과 의학의 발달에 힘입어 이제 100세 수명은 점점 더 일상이

되어 가고 있다. 하지만 인류가 정복하지 못한 질병 분야가 아직은

더 많다. 암과 성인병이 그 대표적인 분야로, 이와 관련된 질병들은

우리 주변에 도사리며 호시탐탐 우리의 건강을 위협하고 있다.

급격한 산업화와 서구화된 식습관, 운동 부족, 스트레스 증가 등

으로 현대인들은 암과 성인병에 더욱 노출되어 있다. 산업화, 도시

화, 고령화 등으로 인해 전 세계적으로 암 환자 수가 증가하고 있다.

고령화 사회로 진입하면서 고혈압, 당뇨병, 심혈관질환 등 만성질환

인 성인병 환자 수도 급증하고 있다.

암 치료는 장기간에 걸쳐 큰 비용이 소요되기 때문에 환자와 가족

에게 큰 경제적 부담을 안긴다. 또한 환자에게 심리적인 충격을 주

고, 치료 과정에서 신체적 기능이 저하되어 삶의 질이 크게 떨어질

수 있다. 성인병 역시 뇌졸중, 심근경색 등 합병증을 발생시켜 일상 생활이 불편해지고 삶의 질이 저하될 수 있다.

암은 비정상적인 세포의 무한 증식으로 인해 발생하는 질환이며, 성인병은 고혈압, 당뇨병, 고지혈증, 비만 등 생활습관과 밀접한 관련이 있는 만성질환이다. 유전적인 요인도 있지만, 대부분은 잘못된 식습관, 운동 부족, 스트레스 등이 주요 원인이다. 즉, 근본적인 생활습관 교정을 통해 암과 성인병의 접근으로부터 우리 몸을 지킬 수 있다.

암과 성인병에 걸리면 완치가 어려운 경우가 많지만, 조기 발견을 통해 회복을 꾀함은 물론 적절한 관리로 남은 삶도 충분히 건강하게 유지하며 살 수 있다. 이를 위해 건강한 생활습관을 실천하고 정기적인 건강검진을 통해 질병을 예방하는 것이 가장 중요하다. 따라서 이와 관련된 각종 질병에 대한 정보가 그 어느 때보다 요구된다.

뉴스1의 『100세 건강시대』는 이러한 시대적 요구에 부응해 선보이는 건강 지침서 시리즈다. 2023년 1권과 2권이 먼저 출간돼 호평 받았고, 이에 힘입어 이번에 3권과 4권을 출간했다. 단순히 질병의 종류와 정보를 나열하는 것을 넘어, 실생활에서 적용할 수 있는 유용한 건강 관리 방법까지 제시하는 내용을 담고 있다.

이 책의 여러 강점 중 가장 눈에 띄는 것은 의료 전문가의 자문을 바탕으로 검증된 정보를 제공한다는 점이다. 특히 이번에는 '암'과

'성인병'을 주로 다루며 이와 관련된 질병의 특징, 증상, 치료, 예방 등 유용한 정보를 소개한다. 전문적인 내용을 누구나 이해할 수 있도록 쉽고 명확하게 설명하고 있다.

치료가 어렵거나 각별한 주의가 필요한 만성적인 질병들은 신체 기능을 저하시키고 실생활에도 많은 제약을 준다. 이러한 제약은 우리의 삶에 큰 좌절감과 정신적인 고통을 안긴다. 더 나아가 같이 생활하는 가족을 비롯한 주변 사람들에게도 고통과 스트레스를 준다.

암과 성인병은 개인의 건강뿐만 아니라 가족과 사회 전체에 큰 영향을 미치는 심각한 질환이다. 조기 발견과 예방을 위한 노력이 무엇보다 중요하며 건강한 생활습관을 유지하고 정기적인 건강검진을 통해 질병을 예방해야 한다. 또한 건강에 문제가 발생할 경우 질병에 대한 정확한 정보를 바탕으로 의사와 적극적으로 소통하고 치료에 참여해야 한다.

이 책의 기획 목적은 위험한 질병에 대해 경계심을 가지고 올바른 생활습관을 통해 건강하게 100세 시대를 살아갈 수 있도록 하려는 것이다. 또한 이러한 질병에 노출될 가능성을 줄이고, 노출됐더라도 회복에 대한 가능성과 희망을 제시해 삶에 대한 긍정적인 의지를 잃지 않도록 하려는 것이다.

건강은 단순히 질병이 없는 상태를 넘어 활기차고 행복한 삶을 위한 필수 요소다. 더군다나 100세를 살아야 하는 것이 숙명이 된 우리에게 단순히 오래 사는 것보다는 건강하게 오래 사는 것이 무엇보다도 중요해졌다. 이처럼 100세 시대를 영위하기 위해서는 우리 각자의 마음가짐을 바로 세워야 함은 물론 실생활에서 실천할 수 있는 세심한 준비가 필요하다.

100세 시대는 단순히 수명이 늘어난 것이 아니라 삶의 질을 높여야 하는 시대다. 이 책은 이러한 질 높은 100세 시대를 살아가는 독자들에게 건강한 삶을 위한 동기를 부여한다. 의료인으로서 많은 사람이 이 책을 통해 유용한 정보를 얻고, 건강한 삶을 향한 목표를 세우고, 100세 시대를 건강하게 살아가는 즐거움 속으로 첫발을 내딛기를 기대한다.

중앙대학교광명병원 암병원장
김이수

2023년 8월 말 기준 우리나라에서 100세 넘게 장수하고 있는 노인은 1만 935명(남성 2,230명, 여성 8,705명)이다. 100세를 사는 것이 일상이 되어가고 있다. 고령화 시대를 넘어 2025년이면 초고령화 시대 진입을 앞두고 있다.

인간의 수명이 100살까지 연장되면서 삶의 방식과 사회 구조가 근본적으로 변화하는 과정에 있다. 60세에 은퇴하고 짧은 노후를 보내는 삶이 아니라, 100세까지 건강하고 활기차게 살아가는 것이 새로운 표준이 되는 시대다. 장수가 가능해진 물리적, 사회적 환경이 조성되고 있는 가운데 개인의 건강 관리가 큰 변수로 작용하고 있다.

오늘날 과학과 의학의 발달과 더불어 100세 시대는 누구에게나 주어지는 기회가 됐다. 하지만 이 기회를 누구나 누릴 수 있는 것은 아니다. 평소에 꾸준한 자기 관리와 건강한 습관으로 준비가 돼 있는 사람이라면 100세 삶의 대열에 설 수 있지만, 그렇지 못한 사람이라면 100세 삶의 대열에서 낙오할 수 있다.

최근 인간의 수명이 더 길어졌다고는 하지만 건강한 삶까지 함께 길어진 것은 아니다. 각종 질병이나 질환에 노출될 위험은 오히려 더 커졌다. 특히 고혈압, 당뇨병, 심혈관질환 등 만성질환에 시달리는 사람이 늘고 있다. 또한 다양한 원인에 따른 암도 해마다 환자 수가 증가하고 있다. 여기에 치매, 파킨슨병 등 뇌 기능이 저하되는 퇴행성 질환도 고령자들을 괴롭히고 있다.

이에 따라 일상에서 건강함을 유지하며 오래 살기 위한 행동의 실천이 어느 때보다 강하게 요구되고 있다. 즉, 꾸준한 식단 관리와 운동 등을 통해 강한 기초 체력을 갖춰야 하는 것이다. 이와 함께 생활 습관 개선을 통해 질병의 접근 가능성을 최대한 줄여야 한다. 또한 정기적인 검진을 통해 발병 원인을 조기에 차단하거나 발견하는 일도 중요하다.

이러한 건강한 삶을 가꾸는 행동의 실천에는 중요한 대전제가 있다. 그것은 정확한 의학 상식에 기초한 행동이어야 한다는 것이다. 이러한 관점에서 뉴스1의 『100세 건강시대』 시리즈의 출간은 의료인의 한 사람으로 무척 반가운 일이다. 지난해 1권과 2권이 출간된 데 이어 이번에 3권과 4권을 선보이며 더욱 다양하고 풍부한 기초

건강 정보와 의료 관련 상식을 담고 있어 독자들의 큰 호응이 예상된다.

최근 인터넷을 중심으로 소셜네트워크서비스(SNS)와 동영상 사이트를 보면 각종 의료 정보와 건강 상식을 내세우는 콘텐츠를 만날수 있다. 장수를 부르는 생활습관, 다이어트와 식이요법, 운동법, 각종 질병의 증상과 예방법 등 건강 정보가 홍수처럼 넘쳐난다. 이는 사람들의 건강에 관한 관심이 그만큼 높아졌고 건강 정보에 대한 수요가 늘었다는 것을 의미한다.

하지만 과연 그 모든 정보가 과학적으로 검증된 것이냐는 점에서는 의료인으로서 걱정이 앞선다. 잘못된 의학 정보가 사람들에게 전달될 경우 파생되는 역효과는 질병보다 더 무섭기 때문이다. 이러한 점에서 정확한 뉴스를 보도하고 정보를 전하는 것을 사명으로 삼는 언론사인 뉴스1이 『100세 건강시대』 시리즈를 출간한다는 것은 그 의미가 크다고 할 수 있다.

이 책은 뉴스1이 지난 2021년부터 연재 중인 '100세 건강' 기사를 엮은 것이다. 우리가 살아가면서 만날 수 있는 일상적인 질병, 발병은 드물지만 경계할 필요가 있는 희귀 질병, 그리고 각종 질병의 접근을 차단하는 데 필요한 생활습관, 질환자들에게 필요한 다양한 최신 의료 정보까지 의학 담당 전문 기자들이 취재한 내용을 다양하게 다루고 있다. 또한, 각각의 정보를 주제별로 정리하고 의료 전문가들의 신뢰성 있는 조언과 자문을 곁들이고 있다는 점이 큰 특징이다.

최근 지구촌을 휩쓸었던 전대미문의 코로나19 사태는 과학과 의학이 아무리 발달해도 인간이 여전히 질병에 얼마나 쉽게 노출되고 약해질 수 있는지를 잘 보여준다. 또한, 건강을 지키는 데는 우리 각자의 건강에 대한 일상의 관심, 예방 노력, 그리고 질병에 걸렸을 때의 대처 행동을 미리 알려 주는 정보가 무엇보다 중요하다는 점도 일깨운다. 이러한 점에서 이 책은 우리가 온전한 건강으로 100세의 삶을 살도록 안내하는 길라잡이 역할을 수행하는 데 손색이 없다.

이 책의 메시지는 분명하다. 장수의 시대가 다가오고 있지만 누구나 다 건강하게 오래 살 수 있는 것은 아니라는 점이다. 이 책을 통해 평소 건강에 대한 지속적인 관심을 가지고, 미리 자기 몸을 잘 관리하고, 질병이 다가오지 않도록 대비 태세를 갖추지 않으면 100세의 삶의 대열에서 낙오한다는 점을 깨닫게 되기를 바란다. 또한, 방대한 내용을 취재하느라 애쓴 일선 기자 분들의 노고에 감사드리며 이 책을 나와 내 가족의 건강을 지켜주는 건강 지침서로 삼아 항상 곁에 두기를 강력히 추천한다.

서울시의사회장
황규석

김재원 서울대학교병원 산부인과 교수

산부인과 교수로서 다양한 환자들과 만나며, 올바른 건강 정보의 중요성을 절감한다. 뉴스1의 『100세 건강시대』시리즈는 신뢰할 수 있는 데이터와 자료를 기반으로 올바른 건강 정보의 길라잡이가 되어준다. 이 도서를 통해 많은 독자가 정확한 정보를 바탕으로 건강 관리를 실천하고, 또 필요에 따라 상황에 맞는 적절한 치료를 받게 되기를 기대한다.

한정우 연세암병원 소아혈액종양과 교수

100세 시대에는 운동, 식사 등 건강한 생활습관 유지와 함께 질병을 조기에 의심할 수 있는 튼튼한 건강 지식이 필요하다. 뉴스1은 각 분야 전문가들과 함께 장수 사회에 필요한 다양한 건강 정보 기사를 게재하고, 이를 책으로 엮어 출간하고 있다. 이 책은 우리 몸 여러 장기에 대한 증상, 일상 대처, 그리고 치료법까지 신뢰성 있는 의학적 근거를 바탕으로 자세히 설명하고 있다. 이 생생한 정보가 모두의 건강 길잡이가 되기를 바란다.

문영규 은평성모병원 심장혈관흉부외과 교수

이제 100세 혹은 그 이상 사는 것은 결코 어려운 일이 아니다. 내가 얼마나 건강에 관심을 갖고 관리를 하느냐가 나의 수명을 결정할 수도 있다. 누구든 100세 이상 살고 싶은 것이 당연하다. 하지만 어떻게 살아야 할까? 『100세 건강시대』는 우리가 알고 싶은 건강 지식을 아주 잘 정리한 책이다. 나와 내 가족의 오랜 건강을 위해서 이 책을 꼭 읽어 보는 것을 추천한다.

유쾌한 가천대 길병원 혈액내과 교수

암 환우와 그 가족들은 지푸라기라도 잡고 싶은 심정으로 인터넷 사이트, SNS, 유튜브 건강 채널들을 두루 찾아본다. 하지만 의학 관련 정보 중 상당수는 출처가 불분명하고 부정확하다. 특히 발생 빈도가 드문 혈액암 같은 경우는 그 정도가 더 심하다. 이러한 정보 과잉 시대에 전문가의 검증된 정보를 전하는 『100세 건강시대』 시리즈의 역할은 매우 중요하다. 많은 독자가 『100세 건강시대』 시리즈를 통해 다양한 질환에 대한 검증된 의학 지식을 얻을 수 있기를 기대한다.

신갑수 서울성모병원 종양내과 교수

건강과 관련된 다양한 주제를 각 분야의 전문가들과 함께 고민하여 쉽게 풀어낸 『100세 건강시대』 시리즈의 출간을 진심으로 축하한다. 건강에 대한 혜안은 꾸준한 관심과 노력이 쌓여 만들어진다. 이 책의 올바른 정보와 실천 가능한 조언들이 독자들의 일상에 깊이 스며들어 100세까지 건강한 삶을 영위할 수 있게 되기를 바란다.

김종원 중앙대학교병원 외과 교수

『100세 건강시대』는 포괄적이고 통찰력 있는 건강 지침서로, 장기적인 건강 유지에 관한 귀중한 정보를 제공해 주고 있다. 이 책은 증거 기반 권장 사항을 통해 현대인에게 가장 문제가 되고 만성질환의 씨앗인 비만을 포함한 다양하고 중요한 건강 문제를 효과적으로 다루고 있다. 이 때문에 더 건강한 미래를 위해 남녀노소 모든 사람이 꼭 읽어야 할 필독서로 권한다.

김수동 동아대학교병원 비뇨의학과 교수

의학이 끊임없이 발전하고 있는 가운데, 개인의 건강 관리 중요성은 그 어느 때보다도 강조되고 있다. 이런 때 뉴스1의 『100세 건강 시대』 시리즈는 현대인의 필수 건강 지침서다. 이 책은 다양한 주제에 걸쳐 깊이 있는 정보와 최신 연구 결과를 담아내고 있으며, 바쁜 일상 속 현대인에게 필요한 체계적이고 실용적인 조언을 제공한다. 건강을 연구하고 지키는 사람으로서, 이 책이 독자들이 건강한 삶을 유지하고 100세 시대를 준비하는 데 작은 나침반이 되어줄 것으로 믿어 의심치 않는다.

김병욱 가톨릭대학교 인천성모병원 의생명융합연구원장,
소화기내과 교수

오늘날에는 다양한 미디어를 통해 건강에 대한 지식이 넘쳐난다. 그런 가운데 특히 건강 관련 책은 검증된 지식과 신뢰할 수 있는 내용이 가장 중요하다. 이에 부응해 일반인들에게 꼭 필요한 건강 상식을 전하던 '100세 건강' 코너의 기사들이 책으로 엮여 출간된다는 것은 무척 반가운 일이다. 이 책이 우리나라 국민의 건강 생활에 필요한 필독서가 되었으면 한다.

'호모 헌드레드(Homo Hundred)'라는 용어가 있다. 인간이 100세 넘게 사는 것이 보편화되는 시대가 현실이 되어가고 있음을 의미한다. 단순히 수명이 길어진 것이 아니라 건강을 잘 유지하며 오래오래 잘 사는 삶을 의미한다.

유엔이 2009년 '세계인구고령화(World Population Aging)' 보고서에서 처음 이 용어를 사용한 이후, 2000년에는 6개에 불과했던 평균수명 80세를 넘는 국가가 지난 2020년에는 30개국을 넘어섰다. 바야흐로 본격적인 '호모 헌드레드 시대'가 바짝 다가온 것이다.

전 세계의 100세 이상 인구는 2021년 34만 3,000명에서 2050년에는 320만 명으로 약 10배가량 증가할 것으로 보인다. 우리나라도 예외는 아니다. 통계청 인구동향조사와 인구총조사에 따르면, 우리나라는 100세 이상의 고령인구가 2017년 3,943명, 2018년 4,249명,

2019년 4,874명, 2020년 5,624명으로 점차 증가하는 추세다.

100세 시대를 촉진하는 것은 의학, 과학, 기술, 경제, 산업 등의 발달이다. 넘쳐나는 먹을 것, 건강 정보와 지식, 첨단 의료 기술이 유사 이래 최고의 풍요로움을 뒷받침하고 있다.

하지만 수명이 전보다 좀 늘었다고 해서 우리 앞에 마냥 장밋빛 인생이 펼쳐지는 것은 아니다. 우리는 그 어느 때보다 많은 질병의 위협 속에서 살아가고 있다.

노화에 따른 질병은 어쩔 수 없다고 해도, 아이러니하게도 우리 시대의 많은 질병은 우리가 창조한 풍요로움과 무관하지 않다. 현대인들은 고혈압, 당뇨병, 뇌졸중 등 각종 성인병에 노출되어 있으며, 생명을 위협하는 암에 대한 공포에도 시달리고 있다. 또한, 잘못된 생활습관으로 인해 유발되는 질병도 많다. 현대인치고 만성적인 건강 문제 한두 개쯤 달고 사는 것은 드문 일이 아니다. '무병장수'가 아니라 '유병장수'인 셈이다. 따라서 보다 정확하게 각종 질병에 대처하기 위한 건강 상식과 정보가 필수적이다.

100세의 삶이 누구에게나 당연하게 실현되는 것은 아니다. 평소 건강관리가 제대로 된 사람만이 건강하고 오랜 삶을 누릴 수 있다. 이 책은 바로 삶의 양과 질이 모두 중요해진 시대를 살아가는 데 필요한 지식과 정보를 담은 건강 지침서다.

건강에 관심을 가지고 평소 자기 건강을 꾸준하게 잘 관리하는 오

로지 '준비된 사람'만이 '100세 건강시대'라는 문명의 혜택을 누릴 수 있다. 이 메시지를 전하는 것이 이 책의 목적이다.

건강 관리의 출발은 무엇보다도 올바른 건강 정보의 획득이다. 엄청나게 많은 정보의 홍수 속에서도 공신력 있고, 실제로 생활 속에서 실천 가능한 정보를 가려내고 활용하는 것이 중요하다.

이에 뉴스1은 2021년부터 본격적인 100세 시대의 흐름에 누구든 합류하도록 돕기 위해 '100세 건강'이라는 코너를 통해 건강 관련 기사들을 연재하며 독자들의 큰 호응을 받아왔다. 이 책은 그 기사들로 기획된 시리즈다.

이 시리즈는 일상에서 접하는 다양한 질병을 다루고 있다. 각종 질병의 현황, 증상, 원인, 대처법, 예방법 등을 소개하고, 전문의의 설명도 곁들여 알찬 정보를 전한다.

주요 내용은 암과 성인병, 여성 질환, 계절성 질환, 노화, 정신 질환, 기타 질병 등으로 구성돼 있다. 또한, 몸이 보내는 건강의 적신호를 비롯해 건강을 유지하고 관리하는 데 필요한 운동법, 식사법, 생활습관 등도 소개한다.

가장 큰 특징은 다루고 있는 각각의 질병마다 분야별 의료기관이나 의료 전문가들의 견해를 인용하고 있다는 사실이다. 이는 독자들이 속설이나 그릇된 상식이 아닌 과학적으로 검증된 정확한 의학 정보를 바탕으로 자신의 건강을 관리하는 데 보탬이 될 것이다.

이제 얼마나 오래 사느냐보다 어떻게 잘 오래 사느냐가 더 중요한 이슈다. 누구든 문명 발달에 따른 장수의 혜택을 맘껏 누리면서도 인간의 존엄성을 유지하고, 생산적이며, 가치 있는 삶을 사는 것이 인생의 지향점이 되어야 한다. 이를 위해 일상에서 질병이 발생할 수 있는 위험 요소를 충분히 인식하고 대비하는 것이 중요하다.

이 책에는 우리 주변에서 흔히 볼 수 있는 다양한 질병의 현황과 많은 전문적인 의학 정보와 건강 정보가 담겨 있다. 그럼에도 내용은 무겁지도, 지루하지도 않다. 책 전반에 실려 있는 다양한 그래픽과 도표 등 시각 자료는 글의 내용에 대한 이해를 돕는다. 곁에 두고 가볍게 읽으면서도 건강에 관한 생활 밀착형 정보를 얻을 수 있다.

이 책은 '100세 삶의 시대', '호모 헌드레드 시대'의 여정을 함께하는 데 유용한 동반자다. 일상의 벗처럼 가까이 두고 시간 나는 대로 틈틈이 읽으며 건강 상식을 쌓아간다면 건강 관리의 유용한 지침이 될 것이다. 아울러 보다 활기 있고 가치 있는 삶을 오래도록 이어가는 데 필요한 통찰과 혜안을 얻게 될 것이다.

제1장

정복하지 못한
인류의 숙적
'암'

01
살아가면서 '암'에
걸릴 확률은?

기대수명인 83.6세까지 생존할 경우
암에 걸릴 확률 38.1%다

•

| 의학 자문 인용 |

김이수 중앙대학교광명병원 암병원장

100세를 사는 시대가 됐다지만 100세까지 건강하게 살 수 있는 것은 별개의 문제다. 다행히도 우리나라의 의학 기술은 전 세계가 인정할 만큼 발전한 데다 병원도 언제 어디서나 쉽게 찾을 수 있어 각종 질환을 앓게 되더라도 적절한 치료를 받으면서 건강한 삶을 영위할 수 있다.

그럼에도 여전히 걸렸다 하면 우리의 삶을 무너뜨리는 공포의 질병이 있다. 인류의 숙적, 사망 원인 1위, 바로 '암'이다.

보건복지부와 국립암센터가 발표한 '우리나라 2021년 국가암등록통계'에 따르면, 1999년 이후 암 확진을 받아 2021년까지 치료 중이거나 완치된 환자(암 유병자)는 243만 4,089명에 이른다. 이는 국민 21명당 1명, 전체인구 대비 4.7%가 암 유병자라는 이야기다.

나이가 많을수록 암 유병자는 더욱 많아진다. 65세 이상은 7명 중 1명이 암을 앓았거나 암을 앓고 있는 것으로 조사됐다. 이를 기대수명에 대입해 보면 어떨까? 2021년 기준 우리나라 국민의 기대수명인 83.6세까지 생존할 경우 암에 걸릴 확률은 38.1%이다. 기대수명까지 살 경우 약 10명 중 4명이 암에 걸릴 수 있다는 것이다.

성별로 나눠보면 기대수명이 80.6세인 남성의 경우 암 발생 확률은 39.1%, 기대수명이 86.6세까지인 여성은 36%에서 암이 발생할 것으로 추정된다. 그렇다면 우리나라 국민이 가장 많이 걸리는 암은 무엇일까? 바로 갑상샘암이다.

2021년 수치를 살펴보면 우리나라 국민이 가장 많이 걸리는 암 1위는 갑상샘암(3만 5,303명)으로 그 뒤는 대장암(3만 2,751명), 폐암(3만 1,616명), 위암(2만 9,361명), 유방암(2만 8,861명), 전립선암(1만 8,697명), 간암(1만 5,131명) 순으로 나타났다.

하지만 암 발생 순위는 성별에 따라 큰 차이를 보였다. 남자의 경우 폐암(2만 1,176명)이 1위를 차지했고 위암(1만 9,533명), 대장암(1만 9,142명), 전립선암(1만 8,697명), 간암(1만 1,207명), 갑상샘암(8,771명)이 뒤를 이었다.

여자는 유방암(2만 8,720명)이 가장 많았고 이어 갑상샘암(2만

6,532명), 대장암(1만 3,609명), 폐암(1만 440명), 위암(9,828명), 췌장암 (4,280명) 순으로 나타났다.

여기서 국가암검진사업 대상 암종인 6대 암(위암, 대장암, 간암, 폐암, 유방암, 자궁경부암) 중에서는 위암, 대장암, 간암, 자궁경부암의 발생률이 최근 10여 년간 감소세를 보이고 있다.

| 2021년 한국인이 가장 잘 걸리는 암 순위 |

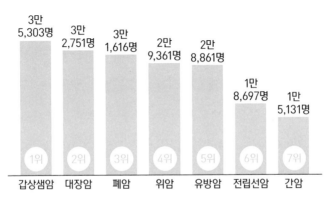

자료: 보건복지부·국립암센터(2021)

이는 다시 말해 검진을 통해 암으로 발전하기 전 조기 치료를 받아 암 환자 수가 감소했다는 의미다. 반면 국가암검진사업에 속하지 않는 전립선암과 갑상샘암은 지속적으로 증가 추세를 보이고 있다.

김이수 중앙대학교광명병원 암병원장은 "대부분의 암은 초기 증상이 나타나지 않기 때문에 정기적인 검진 역시 중요하다"면서 "암이 사망 원인 1위인 이유는 치료가 가능한 초기에 병원에 오는 것이 아니라 많은 경우 상당히 암이 진행된 상태에서 병원을 찾는 경우가 많기 때문"이라고 설명했다.

또한, "특히 한국인에게 흔한 위암, 대장암, 간암, 유방암, 자궁경부암 등은 비교적 쉽게 검진을 받을 수 있으며 조기에 발견해 치료받을 경우 대부분 완치가 가능하다"며 "췌장암, 담낭 및 담도암, 신장암, 갑상샘암 등의 암종들도 정기적으로 검진을 받는 것이 좋다"고 말한다.

이처럼 암의 조기 발견과 치료도 무엇보다 중요하지만, 그보다 더 중요한 것은 예방을 통해 암에 걸리지 않는 것이다. 물론 대부분의 암이 아직 원인이 뚜렷하게 밝혀지지 않아 완벽한 예방을 할 수는 없지만 일반적으로 암을 유발하는 위험인자는 존재한다.

김 원장은 "암은 치료도 중요하지만 가장 우선해야 하는 것은 예방"이라고 말했다.

김 원장에 따르면, 정상적인 사람도 매일 암세포가 생기지만 암세포를 잡아먹는 면역세포가 있어 암에 잘 걸리지 않는다. 스트레스, 불규칙한 생활, 영양 균형 붕괴 등으로 인해 면역활성력이 떨어지면 암 발생률이 올라가는 것이다.

또한, 건강한 생활 수칙을 지키는 것도 중요하다. 암을 유발할 만한 행동을 최대한 하지 않는 것이다. 국립암센터는 이를 위해 '암을 예방하는 10가지 생활 수칙'을 안내하고 있다.

세계보건기구(WHO)의 산하 기구인 국제암연구소(IARC)도 암을 예방하기 위해 피해야 할 사항들을 제시하고 있다.

국제암연구소에 따르면, 짠 음식, 탄 음식, 튀긴 음식, 고지방 음식과 햄, 베이컨, 소시지 등 가공육 등을 피해야 한다. 또 피해야 할 것은 흡연이다. 담배에 함유되어 있는 니코틴과 타르 등 발암물질들이 인후와 점막을 자극하고 혈액으로 들어가 온몸에 퍼지면서 구강암, 위암, 방광암 등 여러 암을 유발한다는 것이다.

김 원장은 "암의 위험인자를 피하고 정기적인 검진을 통해 암을 조기 발견하고 적절한 치료를 하면 암을 어느 정도 예방할 수 있다"며 "예방 수칙을 잘 지키고 행동습관을 교정하는 것은 물론 면역력을 증가시키도록 노력해야 한다"고 조언한다.

한편, 우리나라 암 환자 10명 중 7명 이상은 5년 넘게 생존하는 것으로 집계됐다. 보건복지부에 따르면, 최근 5년간(2017~2021년) 국내 암 환자의 5년 생존율은 72.1%다. 여성이 78.2%로 남성 66.1%보다 높았다.

5년 상대생존율은 2001~2005년 발생한 암 환자 54.2%, 2006~2010년 발생 암 환자 65.5%, 2011~2015년 발생 암 환자 70.8% 등으로 계속 오르는 추세다.

암 사망률은 인구 10만 명당 75.5명으로 전 세계에서 최저 수준이다. 또 2021년 기준 암으로 지출되는 의료비의 80.2%는 국민건강보험으로 보장되고 있다.

이에 대해 복지부는 "높은 암 생존율은 암 예방 활동, 암 진단과 암 치료 기술의 발전, 국가암검진 수검률 향상에 따른 조기암 발견 등에 따른 영향으로 보인다"고 설명한다.

최근 5년간 암 진단 환자의 5년 생존율은 71.5%로 10년 전 54.1%였던 데 비해 크게 늘었다. 암 환자 생존율 상승으로 암 치료 후 삶의 질 향상 필요성도 거론된다. 다만 아직 재활치료를 받는 암 환자는 극소수다.

환자는 수술과 항암요법, 방사선요법 등 급성기 치료 후 피로, 통증, 부종, 구축 등 다양한 후유증을 겪을 수 있다. 암 치료 후 이런 증상이 발생하면 재활의학과 진료를 받아보는 게 좋다. 고통스럽다고 오해할 수 있으나 치료 의지만 있으면 '매우 쉽다'고 말하는 환자들이 많다고 한다.

Q 국가암검진사업의 효과는 무엇인가요?

A 암이 사망 원인 1위인 이유는 많은 경우 암이 진행된 상태에서 병원을 찾기 때문입니다. 초기 암은 증상이 없어 정기적인 검진이 중요합니다. 국가암검진사업을 통해 위암, 대장암, 자궁경부암 등 일부 암은 감소하는 추세입니다. 하지만 국가암검진사업에 속하지 않은 전립선암과 갑상샘암은 지속적으로 증가하고 있습니다.

Q 나이가 들수록 암 발병 위험은 어떻게 변화하나요?

A 나이가 많을수록 암 유병률은 더욱 높아집니다. 통계에 따르면, 65세 이상 7명 중 1명이 암을 앓고 있거나 암 진단을 받은 것으로 나타났습니다. 2021년 기준 우리나라 국민의 기대수명인 83.6세까지 생존한다면 암에 걸릴 확률은 38.1%입니다. 즉, 기대수명까지 산다면 약 10명 중 4명이 암 진단을 받게 될 가능성이 있다는 뜻입니다.

Q 성별 암 발병 위험 차이는 어떻게 나타나나요?

A 남성의 경우 기대수명은 80.6세이지만 암 발생 확률은 39.1%로 여성보다 높습니다. 여성의 경우 기대수명은 86.6세까지 늘어나지만 암 발생 확률은 36%로 남성보다 다소 낮습니다.

'간유리 음영 결절' 발견되면 무조건 폐암?

검사에서도 결절이 있다면 폐암과 관련이 있다

•

| 의학 자문 인용 |

문영규 가톨릭대학교 은평성모병원
심장혈관흉부외과 교수

최근 건강검진 결과지를 받은 J 씨(35)는 평소 감기도 잘 안 걸리는 건강 체질이라 이번에도 별 탈 없을 것으로 생각했지만 검사 결과지를 받아 들고 얼어붙었다. 검사 결과지에는 폐 CT상 우상엽에 '간유리 음영 결절(5mm)'이 발견됐으니 12개월 후 추적검사를 권한다고 쓰여 있었다.

놀란 J 씨는 인터넷에 간유리 음영 결절을 검색해 보고 사색이 됐다. 간유리 음영 결절이 바로 '암의 씨앗'이라는 글 때문이었다. "담배를 13년 피우기는 했지만, 건강하던 내가 30대에 폐암이라니……"라며 J 씨는 몹시 혼란스러웠다.

폐암은 우리나라에서 사망률이 가장 높은 암이다. 통계청이 발표한 '2021년 사망 원인 통계 결과'를 살펴보면, 폐암에 걸려 사망에 이른 인구는 10만 명당 36.8명으로 간암(20명), 대장암(17.5명), 위암(14.1명)을 제치고 1위를 차지할 정도로 악명 높은 암이다.

폐암은 발생 초기에는 증상이 없어 진행이 많이 된 후에야 알아차리는 경우가 많아 사망률도 이처럼 높다. J 씨처럼 건강검진에서 이상을 발견하지 않는 이상 초기에 암을 발견하는 것은 쉽지 않다.

그렇다고 해서 간유리 음영 결절이 폐암이란 뜻은 아니다. 생소한 단어인 '결절'은 쉽게 말해 '비정상적으로 커진 덩어리'다.

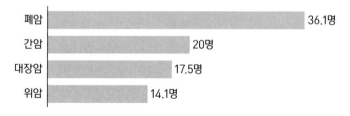

| 2021년 인구 10만 명당 사망 원인 통계 |

자료: 통계청

최근에는 건강검진에서 받은 흉부 CT 검사를 통해 폐 결절을 발견하는 경우가 많아지고 있다. 폐 결절 중 일부는 폐암으로 진단되는데, 그중에서도 간유리 음영 결절은 '폐암의 씨앗'이라고 불릴 정도로 초기 폐암을 의심할 만한 아주 특징적인 모양을 나타낸다.

문영규 가톨릭대학교 은평성모병원 심장혈관흉부외과 교수는 "흉부 CT를 찍었을 때 결절은 하얀 덩어리로 보이는데, 3㎝ 이하의 덩어리는 폐 결절이라고 부른다"며 "반면 결절이 하얀 덩어리로 보이지 않고 뿌옇고 반투명하게 보이는 것을 간유리 음영 결절이라고 부른다"고 설명한다.

간유리 음영은 폐의 국소 염증이나, 폐암의 전 단계, 초기 폐암, 폐 내 국소 섬유화, 폐 내 출혈 등의 원인으로 생길 수 있다. 가장 흔한 원인은 폐렴인데, 이 경우 퍼져 있는 형태로 보인다. 하지만 폐암의 씨앗이 되는 결절이라면 퍼져 보이지 않고 둥글둥글한 형태로 나타난다.

문 교수는 "기침을 하고 가래가 많이 나오는 등 증상을 동반한 폐렴이라면 간유리 음영이 아주 크게 생기지만, 무증상인 경우에는 작은 크기로 간유리 음영이 나타난다"며 "이렇게 무증상 폐렴에서 우연히 간유리 음영 결절이 발견됐다면 살짝 염증이 생긴 경우로 보통 저절로 없어진다"고 말한다.

보통 40~50% 정도는 이처럼 폐렴으로 인해 간유리 음영 결절이 발견된다. 이 경우는 3개월 내 사라지기 때문에 발견 후 다시 흉부 CT 검사를 통해 음영 결절이 사라졌는지 꼭 확인해야 한다. 그 이후에는 추적검사도 필요하지 않다.

하지만 재검사에서도 결절이 보인다면 폐암과 관련이 있다고 보면 된다. 이는 폐암의 전 단계일 수도 있고, 제자리암이나 초기 폐암일 수도 있다.

문 교수는 "실제로 수술로 떼어낸 간유리 음영 결절의 90% 이상이 폐암과 연관이 있었다"면서 "결절의 크기가 클수록, 그리고 결절 내부에 고형 물질이 있는 간유리 음영일수록 폐암 가능성이 높다"고 말한다.

앞선 J 씨처럼 5㎜ 정도로 작은 간유리 음영 결절이 발견된 경우에는 검사 결과지를 받아본 후 급하게 큰 병원으로 내원할 필요는 없다.

문 교수는 "전 세계 공통적으로 15㎜ 이상의 간유리 음영성 폐암은 바로 수술하는 게 좋다고 돼 있다"며 "15㎜ 이상일 때는 검사 결과지를 받고 바로 폐암을 전문으로 보는 호흡기내과나 흉부내과에서 진료를 받아 보는 게 좋지만, 그 이하일 경우라면 편한 시간에 방문해 3개월 후 다시 CT를 찍어 보면 된다"고 말한다.

만약 3개월 후 받은 CT 검사에서도 결절이 사라지지 않았다면 폐암 전 단계이거나 초기 단계 혹은 암이기 때문에 치료가 필요하다. 보통 크기가 6㎜를 넘지 않으면 폐암 전 단계일 가능성이 높다. 그 이상인 경우에는 제자리암, 10㎜ 이상인 경우에는 제자리암, 최소침습암, 침습암 등의 가능성이 있다. 다만, 10㎜ 미만의 결절이라도 내부에 고형 물질이 보인다면 침습암일 가능성이 높다.

문 교수는 "간유리 음영 결절이 폐암으로 진행된다고 하더라도 진행 속도가 아주 느리기 때문에 크기가 작으면 보통 1~2년에 한 번씩 추적관찰을 한다"면서 "10㎜가 넘어가면 결절을 포함한 폐의 일부를 잘라내는 수술을 고려한다"고 말한다.

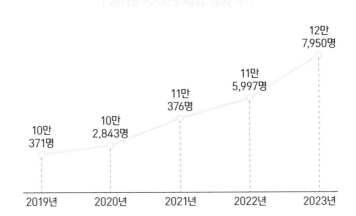

| 2019~2023 폐암 환자 수 |

10만 371명 (2019년)
10만 2,843명 (2020년)
11만 376명 (2021년)
11만 5,997명 (2022년)
12만 7,950명 (2023년)

자료: 건강보험심사평가원

간유리 음영 결절은 크기나 위치에 따라 다르긴 하지만 폐를 아주 조금만 떼어내는 폐 쐐기 절제술이나 폐의 5~6% 정도를 떼어내는 폐 구역 절제술로 완치가 가능하다. 만약 결절이 중심 부위에 있다면 어쩔 수 없이 폐엽 절제술을 시행하기도 한다.

최근에는 2~3㎝ 정도의 작은 절개창에 5㎜ 직경의 흉강경을 삽입해 폐를 절제하는 단일공 흉강경 수술도 많이 시행되고 있다. 단일공 흉강경 수술은 상처 부위가 작기 때문에 수술 후 통증이 적고 호흡 기능의 회복이 빨라 환자들의 만족도가 매우 높다.

암의 초기 단계인 제자리암이나 조금 더 진행된 최소 침습암으로 진단된 경우에도 수술 후 완치율이 100%에 이른다. 만약 조금 더 진행된 침습암으로 밝혀지더라도 재발률이 매우 낮거나 추가 치료를 받지 않아도 될 정도로 예후가 좋다.

문 교수는 "폐암을 일으키는 가장 중요한 원인은 흡연"이라며 "폐결절이 발견됐다면 반드시 금연해야 한다"고 조언했다.

이어서 "최근에는 비흡연 폐암도 전체 폐암의 30%에 이르기 때문에 비흡연자라도 암 가족력이 있거나 오랜 기간 오염된 공기에 노출됐다면 간헐적으로 흉부 저선량 CT를 찍어 보는 것을 추천한다"고 덧붙인다.

Q 간유리 음영이란 무엇인가요?

A 간유리 음영은 흉부 CT 촬영 시 폐에 뿌옇게 보이는 불투명한 음영을 말합니다. 폐렴, 폐암, 폐 섬유화, 폐출혈 등 다양한 질환으로 인해 발생할 수 있습니다.

Q 간유리 음영의 원인은 무엇인가요?

A 간유리 음영의 가장 흔한 원인은 폐렴입니다. 이 경우 폐 전체에 걸쳐 퍼져 있는 형태로 나타납니다. 하지만 폐암의 초기 병변인 경우에는 둥글고 작은 결절 형태로 나타납니다.

Q 간유리 음영이 발견되면 어떻게 해야 하나요?

A 간유리 음영이 발견된다면, 먼저 원인을 파악하기 위해 추가적인 검사가 필요합니다. 증상이 동반된 폐렴인 경우에는 별도의 치료가 필요하지만, 무증상인 경우에는 3개월 후 흉부 CT 촬영을 통해 음영이 사라졌는지 확인해야 합니다. 음영이 사라지면 추적검사는 필요하지 않습니다.

03
조기 발견되면
완치율 높은 '위암'

정기적 위내시경 검사로
조기 발견 가능성을 높여야 한다

●

| 의학 자문 인용 |

김병욱 가톨릭대학교 인천성모병원 소화기내과 교수
이준현 가톨릭대학교 의정부성모병원 위장관외과 교수

우리나라 사람들은 스트레스를 주로 술, 담배, 과식으로 풀고, 맵고 달고 짠 음식도 좋아한다. 따라서 '위암' 발생률이 가장 높다. 한국인이라는 사실만으로 위암 고위험군이라는 말도 있다.

2021년 말 발표된 '2021년 국가암등록통계'를 보면, 위암은 갑상샘암, 폐암, 대장암에 이어 암 발생 순위 4위다. 의료계에 따르면 해마다 약 3만 명의 환자가 새롭게 발생하고, 인구 10만 명당 발병률이 미국의 10배 수준이다.

환자가 유독 많은 이유는 한국인 특유의 식습관과 이로 인한 헬리코박터균 감염에 기인한다. 동아시아인의 헬리코박터균은 특별한 독성을 가진 유전자가 있어 이 헬리코박터 균주에 노출돼 그렇다는 가설이 가장 힘을 얻고 있다.

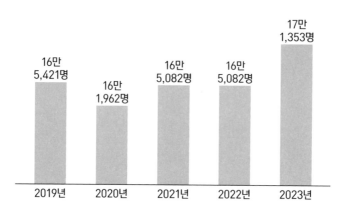

| 2019~2023 위암 환자 수 |

자료: 건강보험심사평가원

헬리코박터균에 감염된 사람은 위암 발생 위험이 2~10배 더 높다. 보통 10대에 감염돼 위암까지 30~40년 정도 걸리는데, 간혹 젊은 사람 중 빠른 시간에 위암으로 진행하는 경우도 있다. 반면, 헬리코박터 제균 치료를 하면 위암 발병률은 절반 이하로 떨어진다.

젊은 사람보다 나이 든 사람, 특히 40대 이상에서 내시경 검사를 할 때 헬리코박터균 검사를 함께하면 좋다. 만성위염을 앓고 있어도 검사가 권고된다. 헬리코박터균 감염이 확인되면 반드시 제균 치료를 해야 한다.

김병욱 가톨릭대학교 인천성모병원 소화기내과 교수는 "그나마 다행인 것은 헬리코박터 감염률이 점차 감소하고 있다"면서 "특히 제균 치료는 한 번 할 때 성공해야 하는데, 이를 위해서는 개별 환자에게 맞는 맞춤 치료법이 필요하다"고 조언한다.

우리나라 국민 4명 중 1명은 위축성 위염을 앓고 있다. 그만큼 흔한 질환이지만, 방치하면 위암으로 이어질 수 있어 주의가 필요하다.

위염은 맵고 짠 음식을 즐겨 먹는 한국인에게 흔한 질병이다. 위축성 위염은 위암으로 발전할 가능성이 크다는 소문 때문에 두려워하는 사람이 많다. 하지만 꾸준히 관찰하고 치료하면 위암을 걱정할 필요가 없다.

위축성 위염은 위가 위축하는 현상이 넓게 진행된 경우를 말한다. 위축성 위염을 방치하면 암 전 단계인 선종(양성종양)이 발생할 가능성이 높다. 이 선종을 방치하면 시간이 지나 암으로 발전한다.

이 질환이 생기는 대표적인 원인도 헬리코박터균 감염이다. 맵고 짠 음식을 즐겨 먹는 식습관도 위염을 일으키는 주요 원인이다. 약물과 알코올, 커피나 담배, 심리적 스트레스가 만나면 위축성 위염이 발병할 수 있다. 드물게는 만성신부전이나 동맥경화증, 철분 결핍성 빈혈과도 관련이 있다. 위암이나 위궤양 등 위장 수술 후에도 위축성 위염이 생길 수 있다.

위축성 위염을 예방하려면 위에 과도한 자극을 줄여야 한다. 이를 테면 뜨거운 음식이나 알코올, 카페인, 향신료 등 위 점막에 부담을 줄 수 있는 음식을 먹지 않는 게 좋다.

평소 식사할 때 소화가 잘 되고 자극적이지 않은 음식 위주로 식단을 꾸린다. 식사량은 위에 무리가 가지 않을 정도로 줄인다. 폭음과 폭식을 피하고 규칙적인 식습관을 만들려고 노력한다.

전문의 도움을 받아 정기적으로 위 상태를 확인해야 안전한다. 위축성 위염이 의심되거나 발병했을 경우 1년 내지 2년에 한 번씩 위내시경 검사를 진행하면 된다.

위암은 초기 증상이 대부분 없으며 증상이 있더라도 속쓰림, 소화불량 같은 증상이 나타나 일반 위장질환과 구분하기 어렵다. 다이어트를 하지 않았는데 체중이 급감하거나, 흑색변을 보는 경우, 배에 덩어리가 만져지는 증상으로 내원하는 경우 이미 상당 부분 진행됐을 가능성이 높다.

이준현 가톨릭대학교 의정부성모병원 위장관외과 교수는 "위암 예방 및 진단에서 가장 중요한 것은 정기검진"이라며 "건강검진의 일환으로 위내시경 검사가 활성화돼 있고 검사 비율 증가 및 기기 발전으로 위암의 조기 발견 비율이 증가하고 있다"고 설명한다.

위암 치료는 병의 시기에 따라 다르다. 수술이 일반적인데 위암이 위점막이나 점막하층에 잔존한 1기는 내시경으로 제거한다. 수술에 비해 회복 기간이 짧아 시술 4~5일이 지나면 퇴원이 가능하다. 위를 보존하는 치료법이라 회복 후 식사에 큰 불편감이 없다.

근육층이나 장막하층, 장막층에 암세포가 침습해 있거나 위 림프절에 암세포가 퍼져 있더라도 다른 장기로 원격 전이가 되지 않은 2기와 3기에는 복강경 수술을 한다. 다만 재발의 위험을 줄이기 위해 반드시 항암치료를 병행해야 한다.

반면 3기나 4기 등 전이가 많이 진행되면 수술의 효능이 떨어진다. 김 교수는 "위암이 무서운 이유가 바로 진행된 경우 항암치료 반응률이 60% 미만"이라며 "암의 크기가 줄고 약간 호전된다는 의미로 이 정도 병기면 시간이 지나 위암으로 사망할 가능성이 높아진다"고 경고한다.

위암 예방을 위해서는 국, 찌개를 공유하는 식습관과 술잔 돌리는 문화를 자제해야 한다. 젓갈류, 김치 같은 염장 음식 등 맵고 짠 음식을 멀리해야 한다. 위는 스트레스에 약하고, 위암은 스트레스와 밀접하다. 스트레스는 소화효소 분비를 막고 위장 운동을 위축시켜 소화를 방해한다.

알코올은 위 점막의 손상을 초래할 수 있다. 빈속에 마시는 술은 위벽에 치명적이다. 아울러 흡연은 소화기계 암 발생의 최고 위험인자로 꼽는다. 위암 발병 위험도가 비흡연자에 비해 3배 높다고 알려졌다.

더군다나 위암은 조기 예방이 중요하다. 이준현 교수는 "위암은 조기 발견해 치료하면 조기 위암의 경우 97% 이상 완치할 수 있다"며 "소화기 질환이 있거나 40세 이상의 성인은 소화기내과 전문의와 상담 후 1~2년마다 위내시경 정기검진을 받는 게 좋다"고 당부한다.

김 교수는 "선종을 제거했거나 위암으로 내시경 수술을 받은 이력이 있다면 최소 1년에 한 번 내시경 검사를 받아야 한다"며 "이들의 15%에서 위암이 재발하는데, 처음에는 3개월, 6개월 정도로 기간을 잡았다가 어느 정도 기간이 지나면 1년에 한 번 검사해야 한다"고 강조한다.

Q 위암 예방 및 진단의 가장 중요한 방법은 무엇인가요?

A 위암 예방 및 진단의 가장 중요한 방법은 정기적인 위내시경 검사입니다. 건강검진의 일환으로 위내시경 검사가 활성화되고 검사 비율 증가 및 기기 발전으로 위암의 조기 발견 비율이 증가하고 있습니다.

Q 위암은 어떻게 치료하나요?

A 위암 치료 방법은 병의 시기에 따라 다릅니다.

1기: 위점막이나 점막하층에 암세포가 잔존하는 경우에는 내시경으로 제거합니다. 수술에 비해 회복 기간이 짧고, 위를 보존하는 치료법입니다.

2기와 3기: 근육층이나 장막하층, 장막층에 암세포가 침습해 있거나 위 림프절에 암세포가 퍼져 있더라도 다른 장기로 원격 전이가 되지 않은 경우에는 복강경 수술을 합니다. 다만. 재발 위험을 줄이기 위해 반드시 항암치료를 병행해야 합니다.

3기나 4기: 전이가 많이 진행된 경우에는 수술의 효능이 크게 떨어집니다.

Q 위암을 예방하기 위해서는 어떻게 해야 하나요?

A 생활습관 개선이 필요합니다. 국, 찌개를 공유하는 식습관과 술잔 돌리는 문화를 자제합니다. 젓갈류, 김치 같은 염장 음식 등 맵고 짠 음식을 멀리하고, 스트레스를 관리합니다.

04

발병 나이 점점 젊어지는 '대장암'

염증성 장질환을 앓거나 대장용종이 있으면 위험하다

●

| 의학 자문 인용 |

김문진 가톨릭대학교 인천성모병원 대장항문외과 교수
박윤영 강동경희대학교병원 소화기외과 교수

9월은 대한대장항문학회가 대장암 예방과 조기 검진의 중요성을 강조하기 위해 지정한 '대장암의 달'이다. 대장암은 국내에서 세 번째로 많이 발생하는 암이며 암 사망 원인 역시 3위다. 이를 예방하려면 40세 이후부터 최소 5년마다 대장내시경을 받아야 한다고 외과 의료진은 조언한다.

일단, 대장암이 발생하면 배변 습관에 변화가 찾아온다. 장의 연동운동이 더뎌지며 변비가 생기거나 피가 묻어나는 혈변 등을 볼 수 있다. 또 대장 안의 악성종양으로 대장이 좁아지면서 변의 굵기가 가늘어지거나 복통, 체중 감소, 피로감 등의 증세가 나타난다.

혈변이 나올 경우, 흔히 치질로 생각하고 방치하기 쉽지만, 대장암으로 진단되는 경우가 적지 않다. 이전과 다르게 혈변같이 배변 습관에 변화가 온다면 전문의와 상담하고 필요하면 대장암 검사를 받아야 한다.

대장암 발병 위험 요인은 다양하지만, 특히 조심해야 하는 경우가 있다. 첫 번째로 염증성 장질환을 앓는 경우인데 크론병이나 궤양성 대장염이 있으면 대장암 발병률이 오르고 발병 연령도 이른 것으로 알려졌다.

두 번째는 대장 용종이 있는 경우로 대장내시경에서 종종 발견되는 용종은 추후 대장암으로 발전할 수 있다. 이 밖에도 대장암 가족력, 50세 이상의 연령, 붉은 육류와 육가공품 다량 섭취, 비만, 음주, 흡연 등이 발병 위험을 높인다.

김문진 가톨릭대학교 인천성모병원 대장항문외과 교수는 "대장내시경을 하면 용종을 확인할 수 있고, 내시경을 하는 동안 용종을 떼어내기 때문에 대장암 검사와 예방이 동시에 가능하다"며 "대장암은 대부분 대장의 용종이 자라서 생기니 용종만 잘 제거해 주면 충분히 예방할 수 있다"고 말한다.

국내에서는 국가암검진으로 50세 이상에게서 대변잠혈검사가 양성이면 대장내시경을 권한다. 그러나 대장암 발병 나이가 점차 젊어지고 있다. 미국 콜로라도대 메디컬센터 연구팀이 발표한 바로는 국내 20~49세 대장암 발생률은 인구 10만 명당 12.9명으로 조사 대상 42개국 가운데 가장 높았다.

이에 대해 박윤영 강동경희대학교병원 소화기외과 교수는 "50세 미만이어도 혈변이 1개월 넘게 반복되는 등 대장암 의심 증상이 있거나 염증성 장질환 또는 대장암 가족력이 있다면 대장내시경 검사를 받는 게 좋다"고 설명한다.

그렇다고 마냥 두려워할 필요는 없다는 것이 박 교수 설명이다. 사망률이 높은 암이지만 생존율도 계속 높아지는 암 중 하나다. '2022년 국가암등록통계'를 보면, 2016~2020년 대장암(결장암 포함) 5년 상대생존율은 남녀 전체 74.3%로 1996~2000년 58.9%에 비해 15%p(포인트) 올랐다.

| 대장암 병기별 5년 생존율 |

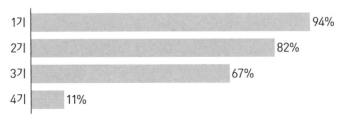

자료: 서울대학교 암연구소

박 교수는 "2018년 국제 의학저널에 게재된 연구에서도 우리나라는 대장암(결장·직장) 부문에서 세계 1위의 생존율을 보고했다고 한다. 정기검진과 함께 국내 의학 수준을 믿고 치료받으면 크게 걱정하지 않아도 된다"고 말한다.

치료법은 종양이 조직을 침투한 정도로 결정한다. 대개 수술과 항암화학요법, 방사선 치료를 적절히 병행한다. 초기 대장암은 내시경적 절제만으로도 가능하지만 2기, 3기 대장암의 근본 치료법은 수술이다. 종양과 충분히 떨어진 곳까지 대장을 절제하고, 림프절도 광범위하게 절제한다.

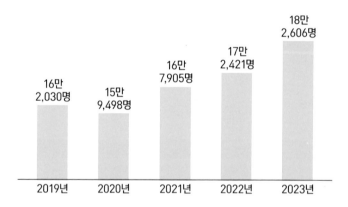

| 2019～2023 대장암 환자 수 |

2019년 16만 2,030명
2020년 15만 9,498명
2021년 16만 7,905명
2022년 17만 2,421명
2023년 18만 2,606명

자료: 건강보험심사평가원

4기 대장암은 여러 진료과 전문의와 환자 그리고 보호자가 논의하는 다학제 진료가 필요하다. 암의 진행 정도, 전이 병변의 위치, 개수 등에 따라 경우의 수가 많기 때문이다. 대장암은 같은 4기 환자라 하더라도 수술을 포함한 복합 치료를 하면 5년 생존율을 40%까지 끌어올릴 수 있다.

김 교수는 "대장암은 예전에는 노년층에서 주로 발생하는 암이었지만 최근 육류 중심의 식생활 등으로 젊은층 발생률이 점차 증가 추세에 있다. 건강한 식습관과 평소 자기 몸 상태에 관심을 가지고 몸이 보내는 신호에 귀를 기울이는 게 중요하다"고 당부한다.

따라서 일상생활 중 영향을 주는 요인들을 줄여 나가 예방하는 게 최선이다. 섭취하는 총열량이 높으면 대장암 위험도 높아진다는 보고가 있어 줄이는 게 좋다. 가공육이나 붉은 고기 섭취도 줄이는 대신 섬유소와 칼슘을 많이 먹는 것도 도움이 된다.

육체적 활동량이 적을수록 암 위험도가 높아지므로 하루 종일 앉아서 일하는 사무직은 운동 등을 통해 신체 활동을 늘려야 한다. 특히 금주와 금연을 실천해야 한다. 최근 음주량과 음주 빈도가 늘어남에 따라 대장암 발생 위험이 증가하는 것으로 밝혀진 국내 연구가 나온 바 있다.

김 교수는 "최근 서구화된 식습관과 불규칙한 생활습관 등을 고려할 때 40세 이후 최소 5년마다 대장내시경 검진을 기준으로, 한층 정확한 개인별 맞춤 시행 간격은 의사와 상담해 결정하는 게 좋다"고 덧붙인다.

대장암의 발병에 미치는 요인으로는 성별, 연령, 가족력, 흡연 여부, 식습관 등이 있는데, 특히 여성보다는 남성에서 발병률이 약 2배 높다. 발생 위치에도 차이가 있어 성호르몬이 발병 기전(메커니즘)에 큰 영향을 미치는 것으로 추정되고 있다.

최근에는 대장 내 미생물 환경을 조성하는 '장내 세균'이 대장암 발병에 직·간접적인 역할을 미친다는 사실이 드러나며 암 발병의 원리와 치료법을 밝혀낼 단서로서 주목받고 있다. 그러나 아직까지는 이에 대한 연구가 활발하지 않은 실정이다.

Q 대장암 발병 위험 요인은 무엇인가요?

A 대장암 발병 위험 요인은 크론병이나 궤양성 대장염 등 염증성 질환, 대장 용종, 가족력, 50세 이상의 연령, 붉은 육류와 육가공품을 다량 섭취하는 경우, 비만, 음주, 흡연 등입니다.

Q 대장암의 증상은 무엇인가요?

A 대장암의 초기 증상은 무증상입니다. 시간이 어느 정도 지나면 변비, 설사, 변이 가늘어짐, 복통, 혈변, 체중 감소, 피로감 등이 느껴집니다.

Q 대장암을 예방하는 방법은 무엇인가요?

A 대장암을 예방하기 위해서는 붉은 육류와 육가공품 섭취를 줄이고, 과일, 채소, 통곡물 등을 충분히 섭취하고, 규칙적인 운동, 적정 체중 유지, 금연과 절주가 좋습니다. 50세 이상 성인은 1~2년마다 대장내시경 검사를 받고, 특히 대장암 가족력이 있는 경우 또는 염증성 장질환이 있는 경우는 더욱 자주 검진을 받아야 합니다.

05
편견을 깬 새로운
'전이성 유방암' 치료제

엔허투는 치료 효과는 있지만
가격이 비싼 게 흠이다

•

| 의학 자문 인용 |

신갑수 서울성모병원 종양내과 교수

A 씨(59)는 암이 뇌와 폐는 물론 간까지 전이된 유방암 환자다. 한때는 학원강사로 일하며 주부로서도 건강했으나, 3년 전쯤 갑자기 오른쪽 가슴에 뭔가 튀어나온 게 만져져서 검사를 받았더니 유방암 2기라는 진단을 받았다.

A 씨에게 암은 야속한 존재였다. 수술 후 6개월 차에 암이 뇌와 폐에 전이됐고 재발했다. 다양한 약으로도 효과가 없었다. A 씨의 주치의인 신갑수 서울성모병원 종양내과 교수는 "암이 공격적이었다. 수술 및 뇌전이 후유증으로 인해 말하는 데 어려움이 생기는 증상이 나타났다"고 말한다.

그러면서 "엔허투 첫 투약 일주일도 안 돼 발음이 확연히 좋아졌다. 지금은 통원 치료를 할 수 있는 상태"라고 말한다.

국내 여성 암 중 가장 흔한 암인 유방암은 예후가 비교적 좋다고 알려졌지만, 전이성 유방암은 예외다. 신 교수는 "유방암의 병기를 0~4기로 분류하는데, 보통 4기가 전이성 유방암이다. 전이성이란 암이 원래 발생했던 위치에서 혈액을 통해 다른 장기까지 진행된 상태를 의미한다"고 설명한다.

| 유방암 투병 중 가장 힘든 것은? |

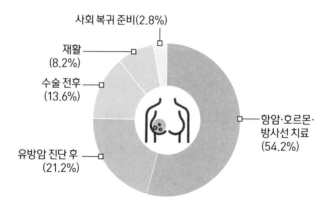

사회 복귀 준비(2.8%)
재활 (8.2%)
수술 전후 (13.6%)
유방암 진단 후 (21.2%)
항암·호르몬· 방사선 치료 (54.2%)

자료: 김성원 대림성모병원장

그는 "전이성 암은 완치가 어렵더라도 치료받아 병을 조절하면 큰 불편함 없이 생활할 수 있다. 전이성 암이 더 진행돼 치료하더라도 효과를 보기 어렵고, 일상을 보내기 힘든 상태가 말기 암"이라며 "전이성 유방암은 약으로 조절해 생존 기간을 연장하고 삶의 질을 유지하는 게 가장 주된 목적"이라고 전한다.

이어 "유방암은 수용체 유무에 따라 호르몬수용체 양성 유방암, HER2(허투) 양성 유방암, 삼중음성 유방암으로 구분한다. 그중 HER2 양성 유방암 환자는 전체 유방암 환자 중 약 20%다. 진행이 빠르고 전이가 잘 되는 등 공격적인 유방암"이라고 설명한다.

신 교수는 "HER2 양성 전이성 유방암에 고전적인 세포독성항암제와 항HER2 요법이라는 것을 병용하는 게 현재의 표준 치료법이다. 1차 표준 치료법을 하다가 반응이 없고 병이 진행되면 캐싸일라(성분명: 트라스투주맙엠탄신)라는 약을 사용해 왔으나, 최근 엔허투가 등장한 것"이라고 말한다.

2022년 9월 국내 허가된 엔허투는 특정 단백질을 표적하는 항체에 암세포를 사멸하는 약물을 연결한 항체 약물 접합체(ADC)다. 항체와 HER2 단백질이 과발현된 표적 암세포에 결합하면 항체에 연결된 항암제가 암세포 안으로 이동해 암세포를 사멸한다.

치료 효과는 극대화되고 부작용은 최소화하는 기전이다. 쉽게 보면 폭탄을 담은 전투기가 목표를 정확히 겨눈 채 폭탄을 내부로 전달해 터뜨리는 방식이다. 따라서 미국종합암네트워크(NCCN)는 HER2 양성 전이성 유방암에서 1차 요법으로 조절이 안 될 때 엔허투 투여를 권하고 있다.

엔허투는 임상 3상 연구를 통해 HER2 양성 전이성 유방암의 기존 2차 치료제인 캐싸일라(6.8개월) 대비 4배 이상 긴 28.8개월의 무진행 생존 기간을 확인했으며 질병 진행이나 사망 위험을 72% 낮췄다.

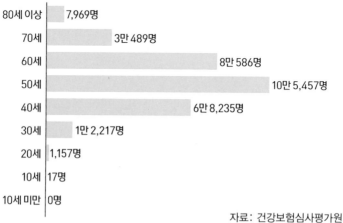

| 2023년 연령별 유방암 환자 수 |

80세 이상   7,969명
70세   3만 489명
60세   8만 586명
50세   10만 5,457명
40세   6만 8,235명
30세   1만 2,217명
20세   1,157명
10세   17명
10세 미만   0명

자료: 건강보험심사평가원

그는 "다른 장기로 전이, 특히 뇌전이에 효과가 있는 HER2 전이성 유방암 치료제가 부족하다는 게 가장 어려운 점이었으나 엔허투는 뇌전이가 있는 환자에서도 약 60%의 반응률을 보인다. '치료가 어렵다'는 편견을 깬 약"이라며 "다른 약과 달리, 엔허투의 임상시험 참여 환자 중 동양인 비중이 높다는 점도 특징"이라고 강조한다.

A 씨를 비롯해 효과가 확인된 사례는 더러 있다. 호스피스 치료를 권유받고 몸을 가누지 못할 정도였던 신 교수의 또 다른 환자도 1주

일이 채 되지 않아 혼자 설 만큼 뇌전이 증상이 개선됐다. 그는 "편견을 깬 치료제로 표현된 이유를 임상 의사들은 다들 알고, 환자들도 잘 알고 있다"고 말한다.

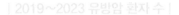

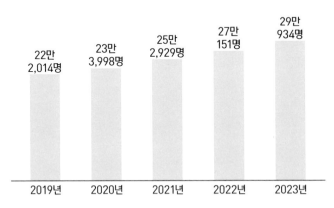

| 2019~2023 유방암 환자 수 |

- 2019년: 22만 2,014명
- 2020년: 23만 3,998명
- 2021년: 25만 2,929명
- 2022년: 27만 151명
- 2023년: 29만 934명

자료: 건강보험심사평가원

다만 아직 비급여에 비싸다는 게 가장 큰 단점이다. 1회 주사에 수백만 원이 들어 환자들이 사용하기에 부담스럽다. 국민청원 사이트의 '엔허투 급여 요구 청원' 글도 게시 3일 만에 5만 명의 동의를 얻기도 했다.

2023년 5월 건강보험 적용을 위한 건강보험심사평가원의 중증(암)질환 심의위원회에서 급여기준이 설정돼 첫 관문은 통과했다. 이후 심평원 약제급여평가위원회, 국민건강보험공단과 제약사 간의 약가 협상, 건강보험정책심의위원회를 거쳐 2024년 4월 건강보험 급여 등재를 완료했다.

신 교수는 "투약하면 좋은 효과를 보일 가능성이 큰데도, 못 쓴다는 게 가장 안타까운 부분"이라며 "실제로 다른 대안이 없는데, 사용하지 못하는 환자들도 있다. 편견을 깬 치료제로 표현되듯, 건강보험이 적용되기까지 시간이 필요하다는 편견까지도 깨 신속히 급여 적용이 됐으면 하는 바람"이라고 부연한다.

Q 전이성 유방암이란 무엇인가요?

A 전이성 유방암은 유방암이 다른 장기로 전이된 상태를 말합니다. 유방암의 병기를 0~4기로 분류할 때, 4기가 전이성 유방암에 해당됩니다.

Q 전이성 유방암의 치료 목표는 무엇인가요?

A 전이성 유방암은 완치가 어렵지만, 치료를 통해 병을 조절하여 큰 불편함 없이 생활할 수 있습니다. 또한, 약물치료를 통해 생존 기간을 연장하고 삶의 질을 유지하는 것이 치료의 주된 목표입니다.

Q HER2 양성 전이성 유방암 치료 방법은 무엇인가요?

A HER2 양성 전이성 유방암에는 고전적인 세포 독성항암제와 항HER2 요법을 병용하는 게 현재 표준 치료법입니다. 1차 표준 치료법을 하다가 반응이 없고 병이 진행되면 캐싸일라(성분명: 트라스투주맙엠탄신)라는 약을 사용해 왔으나, 최근 미국종합암네트워크는 엔허투 투여를 권하고 있습니다.

06
'간암'의 주범은
술이 아니라 B형 간염

간암 환자의 75%가 B형 간염 환자이며
알코올이 원인인 경우는 10%뿐이다

| 의학 자문 인용 |

서경석 서울대병원 간담췌외과 교수

'침묵의 장기'라는 별명을 가진 특이한 장기가 있다. 우리 몸에서 가장 큰 장기이지만 죽음에 이르게 하는 병에 걸려도 뚜렷한 통증을 보이지 않는 희한한 장기, 바로 '간'이다.

간은 암에 걸린다고 해도 특별한 증상이 나타나지 않는다. 복부 팽만감, 체중 감소, 소화불량, 복통, 황달 등의 증상이 나타나 병원을 찾는다면 이미 암이 상당히 진행돼 손쓸 수 없는 지경에 이른 경우가 많다.

이러한 이유 때문에 간암은 발생률은 높은 반면 생존율은 낮다. 국가 암정보센터에 따르면, 2022년 주요 암종별 사망률 1위는 폐암, 2위는

간암이 차지했다. 폐암과 간암 모두 초기 증상이 뚜렷하지 않기로 소
문난 암이다.

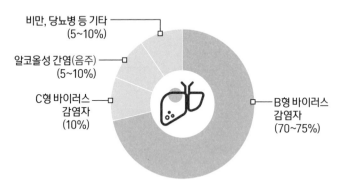

| 간암 발병 요인 |

비만, 당뇨병 등 기타
(5~10%)

알코올성 간염(음주)
(5~10%)

C형 바이러스
감염자
(10%)

B형 바이러스
감염자
(70~75%)

자료: 국가암정보센터

　서울대병원 간담췌외과 서경석 교수는 "간암은 증상이 없이 정기
검진으로 발견되는 경우가 대부분"이라며 "만약 간암으로 인해 증상
이 생겼다면 굉장히 많이 진행된 경우가 대부분"이라고 설명한다.

　그러면서 "위암 환자의 경우 위를 다 제거할 수 있지만 간은 대사,
합성, 해독을 하는 생명에 꼭 필요한 장기이기 때문에 다 제거할 수가
없어 일부를 제거해야 하는데, 그것조차도 간 기능이 나쁜 환자가 많
아 쉽지 않은 게 사실"이라며 "그래서 예후가 좋지 않고 5년 생존율이
아직 30% 미만"이라고 말한다.

　간암은 원발성(다른 원인에 의해서 질병이 생긴 것이 아니라 그 자체가 질

병인 성질)으로 생기는 1차성 간암과 전이성 간암으로 나뉜다. 원발성 간암은 또 간 자체 세포에 생기는 간세포암과 담관세포암으로 나뉜다.

서 교수는 "담관세포암은 전이를 잘하는 암으로 간세포암과는 차이가 있고 사실 예후가 더 나쁘다"면서 "그런데 우리나라 간암의 80% 이상은 간세포암"이라고 말한다.

문제는 간암은 대부분 증상이 없다 보니 검진을 하기 전까지는 찾아내기 힘들다는 점이다.

서 교수는 "간이 배의 오른쪽 위, 갈비뼈 아래쪽에 위치해 있는데, 이 우상복부가 아프다면 이미 간의 종괴가 커져서 막을 팽창시켜 아프기 시작한 것"이라며 "간에 1~2㎝ 종양이 생겼다고 해서 절대 증상이 나타나지 않는다. 상당히 큰 종괴가 생겨 압박이 되거나 출혈이 생겼을 때야 겨우 증상이 나타나기 시작한다"고 말한다.

이렇게 증상이 없는 암이라고 해도 조기 발견하면 비교적 쉽게 치료할 수 있다. 이 때문에 간암을 다루는 의사들은 간암 고위험군이라면 정기검진을 6개월마다 한 번씩 받아야 한다고 강조한다.

서 교수는 "간암 고위험군은 딱 정해져 있다"며 "보통 일반적으로 간은 술 때문에 나빠진다고들 생각하고, 물론 술 때문에 나빠지는 경우도 상당히 많지만 간암 환자의 75%는 B형 간염, 15%는 C형 간염 환자이고 나머지 10% 정도가 알코올로 인한 간암 환자다. 정상인이 생기는 경우는 상당히 드물고 간질환을 갖고 있는 환자에게서 대부분 간암이 발생한다"고 설명한다.

B형 간염은 환자의 면역상태와 감염 연령에 따라 만성화 비율이 차이 난다. 성인 환자 중 약 5%가 만성으로 진행되는 반면, 신생아는 약 90~95%가 만성간염으로 이행된다.

지방간도 문제가 된다. 서 교수는 "우리나라 인구 중 30% 이상이 지방간을 갖고 있는데, 단순 지방간은 그다지 큰 문제가 될 수 없고 조금만 노력하면 없어질 수 있는데 간경변이 되면 그 자체가 암을 발생시킬 수 있는 요인이 된다"고 말한다.

이처럼 간암은 다른 암과는 달리 간질환이 있는 사람에게 생기는 경우가 많아 치료가 더욱 어렵다. 간 자체를 치료하면서 암도 함께 치료해야 하기 때문이다.

서 교수는 "치료가 다른 암과는 다르게 상당히 어렵다"며 "물론 조기에 발견하면 여러 가지 길이 있지만 진행이 된 경우에 간암은 간암만 생각해서는 안 되고 대부분의 환자가 간 기능도 나쁘기 때문에 두 가지를 잘 고려해서 치료 방법을 선택해야 한다"고 말한다.

의사들은 B형, C형 간염 환자 등 간암 위험인자를 가진 고위험군에게 6개월에 한 번씩 초음파 등 검사를 권고하고 있다.

서 교수는 "고위험군이라면 초음파검사를 하거나 알파태아단백이라고 간암에서 나오는 물질이 있는데 혈액검사로 그 농도를 측정하는 검사 등을 6개월마다 하는 게 좋다"며 "다만 초음파는 편리하고 결과를 바로 알 수 있지만 진단율이 아주 높지는 않아 의심이 될 때는 결국 CT나 MRI로 확인하게 된다"고 설명한다.

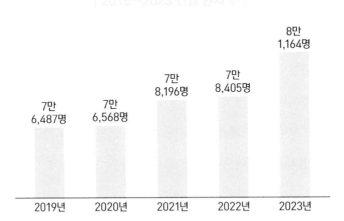

| 2019~2023 간암 환자 수 |

자료: 건강보험심사평가원

간암으로 진단되면 간암의 진행 정도에 따라 치료 방법이 달라진다. 크게 수술적 절제술과 고주파열치료, 간동맥화학색전술과 같은 비수술치료로 구분할 수 있다. 암의 크기와 위치, 간 기능 상태 등 종합적인 판단을 한 뒤 최적의 치료 방법을 찾는다.

간이식 수술은 초기 진행성 간암은 물론 간경화가 심해져 더 이상 내과적 치료가 불가능한 경우에도 이상적인 치료로 알려져 있다. 건강한 사람 간 일부를 환자에게 이식하는 생체 간이식은 복잡한 과정

없이 기증자만 나타나면 바로 가능하다. 다만 진행이 많이 된 간암에서는 생체 간이식이 제한되므로 초기 발견이 매우 중요하다.

B형 간염을 예방하기 위해서는 미리 예방접종 주사를 맞는 것이 중요하며, B형 간염 바이러스가 있는 엄마로부터 태어난 신생아에게는 B형 간염 예방접종과 함께 면역 글로불린(HBIG)을 같이 주사해야 한다.

급성 B형 간염은 쉬면 약 95% 이상 저절로 회복한다. 하지만 만성으로 진행되면 간 손상이 지속될 수 있어 B형 간염 바이러스의 증식을 억제하는 항바이러스제를 사용한다. 치료제로 아직 B형 간염 바이러스를 완전히 없애지는 못하지만, 바이러스 증식을 억제해 간경변증, 간암으로 진행될 위험을 줄일 수 있다.

Q 간암은 왜 '침묵의 장기'라고 불리나요?

A 간은 신체에서 가장 큰 장기이지만, 특별한 통증을 느낄 수 없는 희귀한 장기입니다. 또한, 초기 증상이 거의 없어 암이 상당히 진행된 후에야 증상이 나타나는 경우가 많습니다. 이러한 이유로 간암은 '침묵의 장기'라고 불립니다.

Q 다른 암과 달리 간암 치료가 어려운 이유는 무엇인가요?

A 간암은 다른 암과 달리 만성 간질환이 있는 사람에게 생기는 경우가 많아 치료가 더욱 어렵습니다. 왜냐하면 간 자체를 치료하면서 암도 함께 치료해야 하기 때문입니다.

Q 간암 위험인자는 무엇이며, 어떻게 예방할 수 있나요?

A 간암 예방을 위해서는 위험인자 관리가 중요합니다. 특히, B형, C형 간염 예방접종을 통해 간염을 예방하고, 과도한 음주를 피하며, 건강한 식습관과 규칙적인 운동을 통해 지방간을 관리하는 것이 중요합니다. 또한, 정기적인 검진을 통해 간암을 조기에 발견하고 치료하는 것이 중요합니다.

제2장

우리 주변에
도사리고 있는
'암'

01
얼굴이 노란색으로 변하면 '췌장암' 신호

황달은 췌장암·담관암의 신호일 수 있다

•

| 의학 자문 인용 |

이경주 한림대동탄성심병원 교수

60대인 A 씨는 "오랜만에 봐서 그런가, 너 눈도 그렇고 얼굴이 너무 노란 것 같은데?"라는 친구의 말을 듣고 깜짝 놀랄 수밖에 없었다. 최근 만난 자녀들도 낯빛이 안 좋다며 빨리 병원을 가보는 게 좋겠다고 했기 때문이다.

하지만 60대 초반의 나이에 건강 하나만큼은 자신 있던 A 씨였기에 '피곤해서 잠시 그런 것'이라고 대수롭지 않게 넘겨오던 터였다. 하지만 친구의 말에 곧바로 병원에서 여러 검사를 받은 A 씨는 며칠 뒤 췌장암이라는 충격적인 진단을 받았다.

건강에 문제가 생겼을 때 우리의 몸은 알게 모르게 신호를 보낸다.

이 신호를 잘 감지해야 질환을 조기에 발견하고 적절한 치료를 할 수 있다.

A 씨의 경우도 눈과 얼굴이 노랗게 변한 것으로 병을 알아챘다. 바로 황달이다. 황달은 눈의 흰자위부터 노랗게 변해 점차 전신으로 퍼져 나간다. '얼굴이 노래졌는데 왜 빨리 못 알아챌까'라고 생각할 수 있지만 황달은 처음부터 선명하게 나타나지 않고 서서히 나타나기 때문에 의외로 본인이나 가족도 곧바로 알아차리지 못하는 경우가 많다.

이경주 한림대동탄성심병원 교수는 "황달은 의외로 놓치기 쉬워 얼굴이 노랗게 변하는 증상과 함께 다른 변화도 관찰해야 한다"고 말한다.

황달의 원인은 용혈성 빈혈(적혈구가 어떠한 원인에 의해 과도하게 파괴돼 생기는 빈혈)로 인해 빌리루빈이 지나치게 형성되는 경우나 간 손상으로 정상적으로 빌리루빈을 처리하지 못하는 경우로 나눌 수 있다.

또 췌장암, 담관암과 같은 종양이 발생했을 때도 황달이 생길 수 있다. 종양이 담관을 막아 담즙이 흐르지 못해서다.

이 교수는 "담즙은 간에서 만들어져 담낭에 저장돼 있는데, 밥을 먹으면 이 담즙이 담관을 통해 소장으로 이동해 지방의 소화를 돕지만, 담즙이 정상적으로 배출되지 못하면 담즙에 있는 빌리루빈 색소가 몸에 과다하게 쌓여 황달을 일으킨다"며 "암으로 인해 황달이 생긴 거라면 황달이 있는 상태에서 수술이나 항암치료에 들어갈 경우 합병증이 발생할 수 있어, 황달을 먼저 가라앉힌 뒤 치료해야 한다"고 말한다.

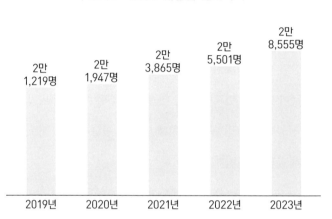

| 2019~2023 췌장암 환자 수 |

자료: 건강보험심사평가원

만약 황달이 호전되지 않은 채 암 치료에 들어가면 담관염, 응고 장애, 간부전, 패혈증 등이 올 수 있다. 문제는 황달이 호전될 때까지 길게는 4주가 걸려 암의 결정적인 치료 시기를 놓칠 수 있다는 점이다.

이 교수는 "암으로 인해 담관 폐색이 생긴 경우 내시경을 십이지장까지 삽입해 막혀 있는 담관을 뚫고 스텐트를 삽입해 담즙이 정상적으로 내려올 수 있게 한다"며 "담즙이 빠져나오고 황달 증상이 가라앉을 때까지 길게 2~4주 걸려 그 기간에 적극적인 암 치료를 못하기 때문에 신속히 황달부터 치료하는 게 중요하다"고 설명한다.

그러면서 "막힌 담관으로 배출되지 못하는 담즙의 성분이 소변으로 배설되면서 소변 색이 진해지기 때문에 소변 색도 살펴보는 게 좋다"며 "또한, 황달이 암에서 유발된 경우 체중이 줄고, 소화가 잘 안되고 입맛도 떨어질 수 있다"고 말한다.

췌장암이나 담관암과 같은 '침묵의 암'은 초기 증상이 거의 없다. 특히 췌장암의 경우 종양이 담관과 가까운 췌장 머리 쪽에 위치해 있다면 황달이 발생해 비교적 암을 빠르게 발견할 수 있지만, 종양이 담관과 먼 몸통이나 꼬리 쪽에 위치해 있다면 황달 증상마저도 늦게 나타나 조기 발견이 어렵게 된다.

이 교수는 "황달이 나타났는데도 증상을 잘 관찰하지 않아 결정적인 암 치료 시기를 놓치는 경우가 많다"며 "황달은 암을 조기에 발견할 수 있게 도와줄 수 있는 핵심 증상이기 때문에 황달이 의심된다면 즉시 병원에 방문해 검사를 받아야 한다"고 조언한다.

Q 황달이란 무엇인가요?

A 황달은 눈과 얼굴이 노란색으로 변하는 증상입니다. 빌리루빈이라는 물질이 혈액에 축적되면 발생합니다. 빌리루빈은 적혈구가 분해될 때 생성되는 노란색 색소입니다.

Q 황달의 원인은 무엇인가요?

A 황달의 원인은 크게 두 가지 경우로 나눌 수 있습니다. 적혈구가 어떠한 원인에 의해 과도하게 파괴돼 생기는 용혈성 빈혈로 인해 빌리루빈이 지나치게 형성되는 경우와 간 손상으로 정상적으로 빌리루빈을 처리하지 못하는 경우입니다.

Q 췌장암은 왜 '침묵의 암'이라고 불리나요?

A 췌장암은 초기 증상이 거의 없어 조기 발견이 어렵기 때문입니다. 췌장암은 종양이 담관과 가까운 췌장 머리 쪽에 위치하면 황달이 발생하여 비교적 암을 빠르게 발견할 수 있지만, 종양이 담관과 먼 몸통이나 꼬리 쪽에 위치하면 황달 증상마저도 늦게 나타나 조기 발견이 더욱 어려워집니다.

02

증상 없는 조용한 살인자
'신장암'

40대부터 정기적으로
복부초음파를 찍어야 한다

•

| 의학 자문 인용 |

김정권 분당서울대학교병원 비뇨의학과 교수
조정민 이대목동병원 혈액종양내과 교수

국제암예방연합은 2005년 암에 대한 인식을 제고하고 암 환자를 돕기 위해 2월 4일을 '세계 암의 날'로 제정했다.

암은 한국인을 가장 많이 죽게 하는 병이다. 40년째 한국인 사망 원인 1위가 바로 암이다.

'2021년 국가암등록통계'에 따르면, 우리나라 국민이 가장 많이 걸리는 암은 갑상샘암, 대장암, 폐암, 위암, 유방암, 전립선암 등이다. 하지만 환자 수가 꾸준히 증가해 2019년부터 10위 안에 들어온 암이 있다. 그것은 '신장암'이다.

특히 신장암은 여성보다 남성이 많이 걸린다. 2020년 남성 암 발생 순위 8위를 차지하던 신장암은 2021년 7위로 올라섰다.

신장암은 횡격막 아래, 척추의 양옆에 위치한 신장(콩팥)에 생기는 암이다. 대개는 신장의 신실질에서 발생하는 악성종양인 신세포암을 말한다.

신장암의 대표적인 원인은 명확히 밝혀져 있지 않지만 흡연, 비만, 고혈압, 만성 콩팥병이 주요 위험한 요인으로 알려져 있다. 유전적 요인도 큰 역할을 한다. 신세포암 가족력이 있는 경우 위험도가 4~5배 증가한다.

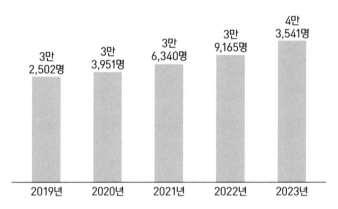

| 2019~2023 신장암 환자 수 |

자료: 건강보험심사평가원

김정권 분당서울대학교병원 비뇨의학과 교수는 "이 요인들을 말하면 '나는 술, 담배도 안 하고 운동도 열심히 하고 혈압도 정상인데 신장암에 걸렸다'고 말하는 환자들이 있는데, 유전자 변이와 같은 원인으로 신장암이 발생하는 경우가 더 많다"며 "몸 관리를 아주 잘하고 있어도 절대 방심해선 안 된다는 의미"라고 말한다.

신장암이 다른 암보다 더욱 무서운 건 '침묵의 암'이기 때문이다. 간암, 췌장암과 마찬가지로 암이 상당히 진행되기 전까지는 특별한 증상이 나타나지 않는다. 특별한 증상이 없어 병이 상당히 진행될 때까지 환자가 모르고 지내다 건강검진이나 다른 병을 치료하다가 뒤늦게 발견한다.

김 교수는 "환자들이 '단백뇨나 건강검진에서 나오는 신장 관련 지표들이 신장암과 관련이 있냐'고 묻곤 하는데, 이는 다른 질환과 연관됐을 가능성이 높기 때문에 병원 방문을 권장하기는 하지만 신장암으로만 특정했을 때는 관계가 거의 없다"며 "피검사, 소변검사로도 신장암 발병 여부를 확인할 수 없다"고 말한다.

신장암의 대표적인 증상은 혈뇨, 옆구리 통증, 복부에 만져지는 혹이다. 하지만 문제는 이 세 가지 증상이 나타날 때쯤이면 신장암이 매우 진행된 상황이라는 점이다.

조정민 이대목동병원 혈액종양내과 교수는 "이러한 증상이 모두 나타나는 경우는 전체의 10~15% 정도"라며 "신장암 가족력이 있거나 만성 신부전, 다낭성 신질환 등 평소 신장 질환을 앓고 있어 신장암 위험 요인을 가지고 있는 경우에는 검진을 특히 잘 받아야 한다"

고 설명한다.

신장암은 암이 신장 안에만 존재하는 국소 단계일 경우에는 5년 생존율이 90% 이상으로 예후가 비교적 양호한 편이다. 하지만 원격 전이 환자의 경우에는 5년 생존율이 18.6%로 급격히 하락하는 게 특징이다.

다행인 것은 신장암은 일찍 발견할 경우 생존율이 상당히 높다는 점이다. 김 교수는 "신장암 수술 후 3~10년 환자의 생존율이 1기는 100%, 2기는 97~98%에 달했다"며 "3기까지 발전했을 경우 생존율은 90% 이상으로 보고 되고 있기는 하지만, 재발률이 1기 암의 약 10배에 달하는 30%까지 급등하게 되고, 4기 이상으로 진행돼 암세포가 다른 장기를 침범하면 치료가 복잡해지고 예후도 별로 좋지 않다"고 설명한다.

하지만 신장암은 '침묵의 암'이다 보니 환자 중 3분의 1은 암이 이미 다른 장기로 퍼진 상태에서 병원을 찾는다. 이에 의사들도 신장암의 증상을 혈뇨, 옆구리 통증, 복부에 만져지는 혹이 아닌 '무증상'으로 꼽는다.

실제로 환자가 신장암에 걸린 사실을 알아차리게 되는 계기도 다른 부위에 증상이 생겨 CT나 초음파를 찍었다가 우연히 발견되는 경우가 많다.

김 교수는 "아직 복부초음파가 기본 검진 항목에 들어가 있지 않는데 꼭 받아야 한다"며 "복부초음파는 신장뿐만 아니라 간, 담낭, 비장, 췌장 등 다른 장기까지 기본적인 확인이 가능한 검사라는 점이기 때문"이라고 말한다.

그러면서 "위암 검진은 40세부터, 대장암 검진은 50세부터 받으라고 권고하지만, 신장암의 경우 나이와 상관관계에 대한 명확한 증거가 아직 없다"며 "40대 이하의 신장암 환자도 전체 신장암 환자의 약 30%를 차지할 정도로 많기 때문에 40대부터 2년에 한 번씩 복부초음파 검사를 받고, 가족력이 있다면 조금 더 일찍 받는 게 좋다"고 설명한다.

신장암은 수술이 가능한 경우 수술로 완전 절제를 하는 것이 가장 중요하다. 수술이 불가능한 경우에는 위험군의 그룹에 따라 예후에 차이가 크다.

저위험군, 중간위험군, 고위험군으로 나눠 전문의의 판단에 따라 표적항암제나 면역항암제와 표적치료제의 병합요법 중 적절하게 선택해 1차 치료를 진행한다. 병기가 높은 경우에는 수술 후에도 초기 1~2년 후 재발 가능성이 높아 꾸준한 관리와 추적 관찰이 필수다.

최근 많이 진행하고 있는 로봇수술로 종양을 제거할 경우 수술 후유증도 상당히 적은 편이다. 콩팥 하나를 전부 떼어내는 경우가 드물기도 하고, 콩팥 하나를 전부 떼어내도 신장은 2개라 한쪽만으로도 문제없이 잘 지내는 경우가 많다.

하지만 본래 신장 기능이 많이 안 좋았거나 양쪽 신장을 모두 제거한 경우에는 평생 투석을 받아야 할 수 있다. 하지만 그런 경우는 극히 드물다.

김 교수는 "수술을 통해 신장암이 완치됐다고 해서 다른 암에 안 걸린다는 보장은 없기 때문에 금연과 체중 조절 등 건강한 생활습관을 가져야 한다"며 "특히 신장암에 걸렸던 환자가 다른 2차 암에 걸릴 확률이 약 1.5배 높다는 보고도 있기 때문에 각별히 건강관리를 해야 한다"고 조언한다.

Q 신장암이 다른 암보다 더 무서운 이유는 무엇인가요?

A 신장암이 다른 암보다 더욱 무서운 이유는 '침묵의 암'이기 때문입니다. 신장암은 간암, 췌장암과 마찬가지로 암이 상당히 진행되기 전까지는 특별한 증상이 나타나지 않습니다. 또한 신장암의 대표적인 원인도 명확히 밝혀져 있지 않습니다. 다만 흡연, 비만, 고혈압, 만성 콩팥병이 주요 위험한 요인으로 알려져 있습니다.

Q 신장암의 증상은 무엇인가요?

A 신장암의 대표적인 증상은 소변에 피가 섞이는 혈뇨, 옆구리 통증, 복부에 만져지는 혹 등이 있습니다. 하지만 이 증상들이 나타날 때쯤에는 이미 병세가 많이 진행된 상태인 경우가 많습니다.

Q 신장암은 어떻게 발견할 수 있나요?

A 신장암은 초기 증상이 거의 없기 때문에 정기적인 검진을 통해 조기 발견하는 것이 중요합니다. 특히 신장암 가족력이 있는 경우에는 신장암 검진을 적극적으로 받아야 합니다.

03
'담도암' 치료에 새로운 면역항암제 등장

간흡충증과 간 내 담석이 원인이며 5년 생존율이 30% 미만이다

•

| 의학 자문 인용 |

황진혁 분당서울대학교병원 소화기내과 교수

　　한강 물이 서해로 흐르듯, 간에서 만든 담즙을 옮기는 담도에 생기는 암을 '담도암'이라고 한다. 담도암은 아시아권에서 상대적으로 발생 빈도가 높다. 최근 10대 암 중에서 환자 수가 꾸준히 늘고 있고 사망률도 높은 암이다. 다른 암에 걸려 생존하다가 가장 마지막에 걸리는 암이 췌장암 또는 담도암이라는 이야기도 있다.

　　특히 혈당이 정상보다 높다면 하루 술 2~3잔에도 담도암 발병 위험이 크게 높아진다는 국내 연구 결과도 있다. 연구진은 당뇨가 아니더라도 혈당이 높은 수준이라면 술을 멀리할 것을 주문한다.

　　삼성서울병원에 따르면 홍정용 혈액종양내과 교수와 박주현 고려대안산병원 가정의학과 교수 연구팀은 이런 내용을 담은 연구 결과를 국제학술지 '임상종양학회지(JOURNAL OF CLINICAL ONCOLOGY)' 최근호에 발표했다.

연구팀은 2009년에 국민건강보험공단에서 건강검진을 받은 952만 629명을 대상으로 분석한 결과, 8.2년 동안 2만 1,079명이 담도암을 진단받았다. 연구팀은 이후 환자의 음주 습관과 혈당 상태를 기준으로 상관관계를 분석했다.

분석 결과, 나이와 성별, 신체질량지수(BMI), 흡연력, 활동량, 콜레스테롤 수치, 간섬유화 정도 등 담도암 발병에 영향을 주는 요소를 반영하자 전당뇨병이나 당뇨병 환자는 소량의 음주도 담도암 발병을 부추겼다. 인슐린 저항성이 높으면 담도암 발병 위험이 커지는데, 알코올이 더해져 위험이 배가된 것이다.

특히 전당뇨병(당뇨병 전단계)처럼 혈당이 경미하게 높아도 소량의 음주가 담도암으로 이어질 수 있었다. 담도암은 담관과 담낭에 생기는 암으로, 평균 생존율이 12개월에 불과하다.

다행인 점은 최근 의료의 발전으로 새롭게 진단 및 치료 방법이 개발되고 있어 희망을 품자는 격려가 잇따른다는 것이다. 면역항암제(인체 면역세포의 활성을 통해 암세포를 공격하는 약) '더발루맙'에 기존 약 2가지를 함께 써봤더니 종전보다 오래 살 수 있었다.

황진혁 분당서울대학교병원 소화기내과 교수는 "담도가 막히고,

열이 생겨 담도염이 나타나는 등 담도암 환자는 계속 아프다"며 "항암제 치료로 환자 담도가 막히지 않고 입원하지 않는 것만으로도 매우 좋다고 할 수 있다"고 설명한다.

그러면서 "4년 반 치료받은 환자가 있다. 수술받지 못하는 상황에서 희망을 잃지 않고 꾸준히 치료했더니 많이 좋아졌다. 초반에는 세포독성 치료제와 더발루맙을 병용하다가 더발루맙 단독요법을 받고 있다. 57회 병원을 찾았는데 최근 환자와 보호자, 두 모자가 웃으며 진료받았다"고 소개한다.

음식의 소화효소가 나오는 곳이 췌장과 담도다. 지방을 분해, 흡수할 때 중요한 담즙은 담도를 타고 흘러나온다. 담도 일부가 간 내부에 포함돼 간암으로도 불리나 간세포암은 아니다. 간암이라고 불릴 간 내 담도암은 전체 간암의 10% 내외다. 간 외 담도암은 췌장을 지나, 흔히 '간담췌'로 부르기도 한다.

황 교수에 따르면, 이전에는 담도암이 생소하고 약도 없으며 수술 기법도 발달하지 않아 많은 환자가 사망했고, 환자를 진단하고 돌려보내는 경우도 있었다. 담도암은 2020년 기준 국내 전체 암 발생의 9위(환자 수 7,452명)를 차지하고, 암이 진행됐을 경우 5년 생존율은 30%가 채 되지 않는다.

담도암 증가에 대한 정확한 이유는 없어 더 많은 연구가 필요하지만, 간흡충증과 간 내 담석이 원인으로 꼽힌다. 간흡충증은 민물고기

를 익히지 않고 섭취해 기생충이 간에 살아 염증을 일으키는 것이다. 또한 간 내 담석으로 계속 열이 나고 괜찮아지는 과정을 반복한다.

| 1993~2020 담도암 5년 남녀 상대생존율 현황 |

'16~'20년	28.7%
'11~'15년	28.8%
'06~'10년	26.9%
'01~'05년	23.1%
'96~'00년	20.7%
'93~'95년	18.7%

자료: 국립암센터

담도가 막혀 담즙이 배출되지 않으면 황달이 생겨 눈이 노래질 수 있다. 황달만으로 명확히 판단할 수는 없으나 이미 암은 많이 진행된 셈이다. 수술하면 예후가 좋은 암이지만 수술 자체를 할 수 있는 경우가 10건 중 3건도 안 된다. 이외 7건은 수술도 할 수 없는 진행성 담도암이다.

게다가 수술해도 10건 중 6~7건은 재발한다. 진행성 담도암은 수술이 어려워 생존 기간 연장을 위한 항암치료가 기본이다. 2010년 들어오며 기존 세포독성 항암제(시스플라틴·젬시타빈)를 조합해 봤더니 전이성 담도암과 진행성 담도암에 1년 정도의 생존 기간 연장 효과를 보였다.

그러나 이보다 더 효과가 좋은 면역항암제 '더발루맙'이 2022년 담도암 치료제로 허가를 받았다. 이로써 더발루맙에 시스플라틴과 젬시타빈까지 함께 쓰는 치료법이 관심을 얻었다. 이것은 현재 담도암 지침서에 1차 치료로 등재돼 있다. 황 교수는 "담도암도 간염이나 염증과 관련이 있어 일부 면역항암제가 잘 듣는 편"이라고 설명한다.

국내 의료진이 주도적으로 개발한 임상 연구 결과를 보면 더발루맙 병용군이 위약(가짜 약) 병용군과 비교해 전체 생존 기간이 유의미하게 연장됐다. 더발루맙 병용군의 사망 위험이 위약 병용군보다 20% 더 낮았다.

2년 생존율의 경우에는 더발루맙 병용군과 위약 병용군 각각 24.9%, 10.4%로 생존율이 약 15%p(포인트) 향상됐다. 무진행 생존 기간(연구 등록 시점부터 암 진행 기간)의 중앙값 역시 더발루맙 병용군에서 7.2개월(위약 병용군 5.7개월)로 늘어나 암 진행의 위험도를 25% 낮췄다.

객관적 반응률(암의 크기가 30% 이상 감소하는 환자 비율)은 더발루맙 병용군에서 26.7%(위약 병용군 18.7%)로 향상됐다. 더발루맙 병용군과 위약 병용군 간 부작용 발생률의 차이가 거의 없었고 새롭게 발견된 심각한 부작용도 없었다.

더발루맙에 시스플라틴·젬시타빈까지 함께 쓰는 치료법에서는 더발루맙을 3주 간격으로 병용해 치료한다. 원래 더발루맙은 4주에 1회 맞는 약이다. 따라서 8회가량 3가지 약을 3주마다 맞은 뒤에 더발루맙을 원래대로 4주에 1회 맞는다.

황 교수는 "면역항암제는 기본적으로 항원 항체 반응이기 때문에 많이 투여하는 게 도움이 되지 않는다. 체중에 맞게 투여한다"면서 "분명 효과가 있는 약이지만, 건강보험 급여 적용은 어려운 주제다. (아직 비급여지만) 계속 연구가 이뤄지면 효과 측면에서 선별된 그룹이 확인되지 않을까 싶다"고 내다본다.

끝으로 황 교수는 "암 치료 발전 속도가 IT만큼 하루가 다르게 발전하고 있다. 많은 연구가 진행될수록 새로운 형태의 암을 이해할 수 있게 되고, 새 치료법과 진단법을 빠르게 사용할 수 있다"며 환자들에게 "희망을 잃지 말고 전문가를 만나 충분히 상의, 소통하면서 치료에 대한 도움을 받기를 바란다"고 당부한다.

Q 담도암이란 무엇인가요?

A 담도암은 간에서 만든 담즙을 옮기는 담관에 발생하는 암입니다. 특히 아시아권에서 발생 빈도가 높고, 최근 10대 암 중에서도 환자 수와 사망률이 높은 암으로 알려져 있습니다.

Q 담도암의 증상은 무엇인가요?

A 담도암의 초기 증상은 별다른 특징이 없지만, 담도가 막혀 담즙이 배출되지 않으면 황달이 나타날 수 있습니다. 또한, 담도염과 유사하게 복통, 발열, 오한 등의 증상을 겪을 수 있으며, 진행된 경우 체중 감량, 식욕 감퇴, 피로 등의 증상도 나타날 수 있습니다.

Q 담도암은 어떻게 치료하나요?

A 담도암 치료 방법은 환자의 상태와 암 진행 정도에 따라 다릅니다. 수술을 통해 암을 제거하는 것이 가장 효과적인 치료 방법입니다. 하지만 진행된 담도암의 경우 수술이 불가능한 경우가 많습니다. 수술이 불가능한 경우에는 항암치료, 방사선 치료, 화학요법 등을 통한 증상 완화 및 생존 기간 연장을 목표로 합니다. 최근에는 새로운 면역항암제가 치료 대안으로 떠오르고 있습니다.

04

고령 남성 노리는 '전립선암'

특별한 증상이 없다가 주변 장기로 퍼지면
생존율이 크게 떨어진다

●

| 의학 자문 인용 |

김수동 동아대학교병원 비뇨의학과 교수
김영식 국민건강보험 일산병원 비뇨기의학과 교수

암 전문 의료진 사이에서 '순한 암'이라고 불리던 전립선암 환자 증가세가 가파르다. 65세 이상 고령의 남성에게 주로 발생하는데, 초고령사회 진입을 앞둔 우리나라에 또 다른 부담이 될 수 있다는 전망도 나온다.

의료계에 따르면, 전립선암은 '전립샘'이라고 부르는 남성 생식기관에서 발생하는 암이다. 초기에는 특별한 증상이 없는데 암이 커지면 요도를 압박해 소변이 잘 나오지 않고 잔뇨감, 요절박, 빈뇨, 요실금 등 다양한 배뇨 증상을 보일 수 있다.

'2021년 국가암등록통계'를 보면, 전립선암 신규 환자 수는 1만

8,697명으로 5년 전(2016년 1만 2,050명)보다 57.5% 증가했다. 남성에게 4번째로 많이 발생하는 암이며 65세 이상 남성의 경우 2위(1만 4,803명)였다. 신규 환자 중 79.1%가 65세 이상이다.

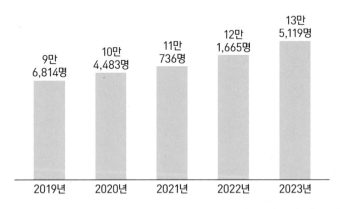

| 2019~2023 전립선암 환자 수 |

자료: 건강보험심사평가원

2022년 대한비뇨기과학회지에 실린 연구를 보면, 2034년까지 한국 남성에게 흔한 5가지 암(위암, 대장암, 간암, 폐암, 전립선암) 중 전립선암 발병률 증가율이 148.6%로 클 것으로 예상되기도 했다. 특히 65세 이상 남성의 경우 182.2%로 전망됐다.

국민건강보험 일산병원 비뇨의학과 김영식 교수는 전립선 환자가 증가한 배경을 "고령 인구의 급격한 증가와 서구적 식생활 문화로의 변화, 전립선특이항원(PSA)을 포함한 진단기술의 발달, 사회경제적

여건의 개선 및 건강에 대한 지식과 관심 증가"로 꼽는다.

김 교수에 따르면 전립선암의 정확한 발생 원인은 아직 잘 모른다. 다만 유전, 감염 등 환경인자들이 오랜 시간 다단계의 발암 과정을 거쳐 발생하는 것으로 알려져 있다. 전립선암 중 약 10%가 유전적 성향으로 발생하고, 모든 암의 16% 정도는 감염이 원인으로 알려져 있는 만큼 일부 전립선암도 감염이 원인일 것으로 추정되고 있다. 그밖에 식이 및 다른 인자들도 영향을 줄 것으로 보고 있다.

다른 암과 마찬가지로 대부분의 초기 전립선암 환자의 경우 특이적인 증상은 없다. 일반적인 전립선비대증 환자에서 보이는 증상과 별반 차이가 없어 조기 검진을 하지 않으면 증상만으로 초기 전립선암을 진단하기는 어렵다.

전립선암을 예방할 수 있는 명확한 약제나 식품도 밝혀진 바는 없다. 따라서, 현재 전립선암은 예방보다는 조기 진단하여 빨리 치료하는 것이 더 중요하다고 할 수 있다. 특히, 전립선암은 전립선특이항원(PSA)을 가리는 간단한 혈액검사로 조기 진단이 가능하다.

국내 전립선암 5년 생존율은 높은 편이다. 2017~2021년 전립선암 5년 상대생존율은 96%에 달하나 '순한 암'이라고 부를 수 없다. 암이 전립선을 벗어나 주위 장기나 림프절, 뼈, 폐 등으로 퍼진 '전이성 전립선암'은 5년 생존율이 48.8%에 불과하기 때문이다.

전립선암은 적극적 관찰요법, 근치적 수술, 방사선 치료, 호르몬 치료, 항암화학요법 등으로 치료한다. 적극적 관찰요법은 상태를 관찰하며 지켜본다는 의미로, 천천히 진행되는 저위험 전립선암에 적용이 가능하다. 또한, 국소 전립선암은 수술이나 방사선 치료로 완치를 기대할 수 있다.

전이성 전립선암은 처음에 암의 성장을 촉진하는 호르몬 생성을 차단하거나 기능을 억제하는 호르몬 치료에 높은 반응률(80~90%)을 보인다. 그러나 평균 18~24개월 뒤에는 더 이상 호르몬 치료에 반응하지 않는 '전이성 거세 저항성 전립선암'으로 전환된다.

김수동 동아대학교병원 비뇨의학과 교수는 "전립선암은 초기 증상이 잘 느껴지지 않아 정기 검사가 중요하다. 건강 상태가 나쁜 고령 환자가 많기 때문에 전이된 뒤 발견해 '전이성 거세 저항성 전립선암'으로 진행됐다면 조기에 효과적이고 부작용이 적은 치료법을 고려해야 한다"고 말한다.

특히 전이성 전립선암 환자 평균 생존 기간은 3년 이내지만 거세 저항성 전립선암을 치료 없이 방치하면 평균 생존 기간은 12개월 미만이다. 전이성 거세 저항성 전립선암 표준 치료로 항암화학요법이 사용됐으나 이마저 예후가 나쁘며 부작용이 심해 환자 생존을 위한 새 치료법이 필요했다.

이 가운데 남성 호르몬이 생성되는 모든 경로를 차단해 암 진행을 더디게 하는 호르몬 치료제 '아비라테론' 등은 항암화학요법을 사용

하지 않은 환자에서 부신피질 호르몬제 병용으로 생존 기간 향상을 입증하며 새 표준 치료법이 됐다.

| 2023년 연령별 전립선암 환자 수 |

80세 이상	3만 6,653명
70세	5만 9,452명
60세	3만 8,083명
50세	6,707명
40세	734명
30세	119명
20세	32명
10세	3명
10세 미만	1명

자료: 건강보험심사평가원

최근에는 생존 기간을 더 연장한 치료법도 나왔다. 우리 몸의 DNA 복구를 돕는 PARP(폴리 ADP-리보스 중합효소·Poly ADP-Ribose Polymerase) 활동을 차단해 암세포를 사멸로 이끄는 'PARP 저해제'를 통해서다. PARP 저해제는 주로 BRCA(유방암 유발) 유전자 변이 암 치료에 사용된다.

올라파립 성분 PARP 저해제 '린파자'는 거세 저항성 전립선암에서 유전자 변이와 관계없이 치료 효과를 입증했다. 부작용 큰 치료를 견

디기 힘든 고령 환자가 상당수인 전립선암에서 항암화학요법을 쓰지 않아도 치료가 가능하다는 점에 의미가 있다.

항암화학요법 치료를 한 적 없는 전이성 기세 저항성 전립선 환자에게 이 약을 아비라테톤과 부신피질 호르몬제 병용으로 함께 치료해 보니, 아비라테톤과 부신피질 호르몬제만 활용했을 때보다 병 진행 위험이 34% 감소했고 방사선 치료를 하지 않은 채로 생존 기간은 8개월 연장됐다.

김 교수는 "전이성 거세 저항성 전립선암의 진행을 막을 수 있는 새로운 치료법들이 등장하고 있다"면서 "치료가 부담이 되는 환자들을 위해 다양한 환자 지원 프로그램도 이뤄지고 있으니 의료진과 논의해 포기하지 않고 치료를 이어가기를 바란다"고 설명한다.

Q 전립선암이란 무엇이며, 증상은 어떤가요?

A 전립선암은 남성의 생식기관인 전립샘에서 발생하는 암입니다. 초기에는 특별한 증상이 없지만, 암이 진행되면 소변 관련 증상(요도 압박), 피로, 체중 감소, 뼈 통증 등이 나타날 수 있습니다. 특히 65세 이상 남성에게 흔히 발생하며, 초고령사회 진입으로 인해 환자 수가 증가할 것으로 예상됩니다.

Q 전립선암의 5년 생존율은 얼마나 되나요?

A 국내 전립선암의 5년 상대생존율은 2017년부터 2021년까지 96%로 높은 편입니다. 하지만 이는 초기 발견된 국소 전립선암만을 포함한 통계이며, 전이성 전립선암의 경우 5년 생존율이 48.8%에 불과하다는 점을 주의해야 합니다.

Q 전립선암 예방 및 조기 발견을 위해서는 어떻게 해야 하나요?

A 전립선암의 명확한 예방 방법은 아직 밝혀지지 않았지만, 건강한 식습관 유지, 규칙적인 운동, 금연 등을 통해 전반적인 건강을 유지하는 것이 도움이 될 수 있습니다. 특히, 전립선암은 전립선특이항원(PSA)을 가리는 간단한 혈액검사로 조기 진단이 가능하기 때문에 조기 발견 및 치료를 받는 것이 중요합니다.

05
'갑상샘암'은
마냥 착한 암인가?

생존율이 높아 과잉 진단의 논란이 있지만
방심은 금물이다

•

| 의학 자문 인용 |

송정윤 강동경희대학교병원 유방갑상선외과 교수
은영규 경희대학교병원 · 후마니타스암병원 교수

갑상샘암은 진행이 더디고 예후가 좋아 '거북이 암'이나 '착한 암' 등 수식어가 따라다닌다. 예를 들어 현재 1㎝ 정도의 암이 약 10년 이상 경과 후 90% 정도는 나중에 심각한 문제를 일으키지 않고 현 상태를 유지한다. 하지만 이를 믿고 방심하면 갑상샘암도 다른 암과 마찬가지로 위험한 암이 된다.

의료계에 따르면, 갑상샘은 목을 뒤로 젖혔을 때 나타나는 흔히 '목젖'이라고 부르는 갑상연골 아래에 나비 모양으로 기도를 감싸고 있는 내분비기관이다.

'2021년 국가암등록통계'를 보면, 갑상샘암 환자는 10만 명당 68.6

명 발생해 3년 연속 암 발생 1위였다. 특이한 점은 이 암 환자의 5년 상대생존율이 100.1%라는 데 있다.

이는 갑상샘암 환자가 5년 살 확률이 암에 안 걸린 사람이 5년 살 확률보다 높다는 의미다. 의료계 일각에서는 치료가 불필요한 사례까지 찾아낸다는 이유에서 '과잉 진단' 논란이 일기도 했다.

그러나 현장 의료진들은 "증상이 없는 암이라 증상이 느껴진 뒤에 검사를 받는다면 이미 늦었다"고 말한다. 갑상샘암이 진행되면 몇 가지 전조증상이 나타날 수 있다.

| 2019~2023 갑상샘암 환자 수 |

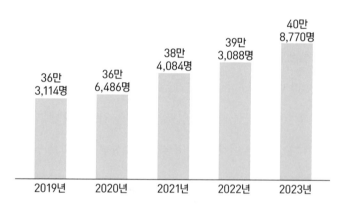

자료: 건강보험심사평가원

목소리가 변했거나 목을 만졌을 때 이물감이 느껴지거나 숨쉬기가 힘들게 압박 증상이 느껴지는 경우는 검사를 꼭 해보는 게 좋다.

송정윤 강동경희대학교병원 유방갑상선외과 교수는 "건강검진이 보편화돼 젊은 연령대에서도 암을 발견하고 있다"며 "대부분 초기지만 '착한 암'이라고만 볼 수는 없다"고 소개한다.

갑상샘암은 분화 갑상샘암, 수질암, 미분화 갑상샘암 등으로 나뉜다. 분화 갑상샘암은 종양 형태가 유두처럼 한곳에 모여 자라는 '갑상샘 유두암'과 소포에 생긴 주머니 모양의 '갑상샘 여포암'으로 또 구분한다. 갑상샘암 중 가장 흔한 건 갑상샘 유두암이다.

기본적으로 갑상샘암은 수술적 치료가 원칙이다. 재발률이 20%에 이르고 임파선이나 기도, 식도, 뇌와 심장으로 가는 주요 혈관 등으로 전이된다면 치명적인 결과가 우려되기 때문이다.

미분화 갑상샘암은 갑상샘암 전체 환자의 1% 미만인 데다 주변 장기로 전이가 빨라 예후가 나쁘다. 치료하지 않으면 보통 3개월 이내 사망할 수 있으며, 치료한 환자 역시 1년 이상 생존율이 약 20%밖에 되지 않는다. 갑상샘 유두암과는 성격이 다르다.

따라서 갑상샘암 진단을 받았다면 의사와 충분한 상의 후 수술을 결정하는 게 좋다. 기존 수술은 목 부위를 약 5㎝ 절개한 뒤 수술했다. 갑상샘 주위에는 공기가 지나가는 기관, 성대를 움직이는 근육을 지배하는 반회후두신경, 핏속 칼슘 수치를 높이는 부갑상샘 등이 인접해 있다. 따라서 수술 후 자칫 목소리가 나오지 않거나 쉴 수 있고, 사레가 들리는 흡인 발생, 칼슘 수치가 떨어지는 손발 저림 등의 합병증이 발생할 수 있다.

하지만 최근에는 목에 상처 없이 내시경·로봇을 이용한다. 내시경·로봇 수술은 수술 부위를 열지 않는 대신 겨드랑이 등의 부위에 작은 구멍을 뚫고 여러 가지 내시경 수술 장비를 집어넣은 뒤 화면으로 환부를 보면서 수술 부위를 절제한다.

특히 로봇수술은 내시경으로 접근하기 어려운 부위도 여러 각도로 움직이는 로봇팔을 이용해 수술한다. 겨드랑이와 유두를 통한 접근법부터 귀 뒤편 후이개를 통한 접근법, 입 쪽으로 들어가는 경구강 접근법까지 흉터를 거의 남기지 않는 여러 가지 수술 방법들이 개발돼 있다.

| 갑상샘암의 주요 증상 |

- 목에 멍울이 잡힌다.
- 호흡곤란 증상이 있다.
- 음식물을 삼키기 힘들다.
- 목소리가 변했다.

은영규 경희대학교병원·후마니타스암병원 교수는 "현재까지 갑상샘암 환자 대상의 내시경수술 후 합병증 발생률이 1% 미만으로 환자 만족도가 높다"며 "목을 절개하지 않기 때문에 목소리의 변화도 없고 외관상 흉터도 없어서 미용적인 면에서도 우수해 갑상샘암 내시경수술을 선호하는 추세"라고 말한다.

갑상샘암은 방사선 노출 외에 알려진 원인이 없다. 따라서 예방하기 위한 생활습관 역시 따로 있지 않고 암 예방을 위한 생활 수칙으로 알려져 있는 걸 지키면 된다. 수술 이후 특별히 주의해야 할 음식도 없다.

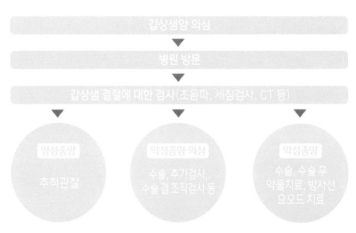

| 갑상샘암의 진료·치료 과정 |

갑상샘암 의심
▼
병원 방문
▼
갑상샘 결절에 대한 검사(초음파, 세침검사, CT 등)

양성종양
추적관찰

악성종양 의심
수술, 추가검사,
수술 겸 조직검사 등

악성종양
수술, 수술 후
약물치료, 방사선
요오드 치료

자료: 분당서울대학교병원

송 교수는 "김, 미역, 다시마 등 요오드가 많이 함유된 해조류를 피해야 한다고 아는 경우가 많다. 이는 방사성 동위원소 치료를 돕는 차원에서 2주간 해조류 섭취를 제한하는 내용이 와전된 것"이라고 설명한다.

한국인은 해산물 및 해조류를 즐겨 먹기 때문에 외국인보다 10배가 넘는 요오드를 섭취한다.

이렇게 많은 양의 요오드를 섭취하더라도 우리 몸은 체내의 요오드의 양을 적절히 조절하는 기능이 있기 때문에 평소 습관대로 음식을 먹어도 전혀 문제가 되지 않는다.

갑상샘암도 다른 암과 마찬가지로 균형 잡힌 식단을 골고루 섭취해 좋은 영양 상태를 유지하고 긍정적인 마음으로 적절한 운동을 하는 게 중요하다고 송 교수는 당부한다.

Q 갑상샘암이란 무엇인가요?

A 갑상샘암은 목 앞쪽에 위치한 갑상샘에서 발생하는 암입니다. 갑상샘은 호르몬을 분비하여 신체의 신진대사, 성장, 발달 등을 조절하는 중요한 기관입니다. 갑상샘암은 다른 암에 비해 진행이 느리고 치료 효과가 좋은 편이지만, 방치하면 전이가 일어나 치명적인 결과를 초래할 수도 있습니다.

Q 갑상샘암 증상으로는 무엇이 있나요?

A 갑상샘암은 증상이 없는 암이라 증상이 느껴진 뒤에 검사를 받는다면 이미 늦었다고 말합니다. 하지만 갑상샘암이 진행되면 몇 가지 전조증상이 나타날 수 있습니다. 목소리가 변했거나 목을 만졌을 때 이물감이 느껴지거나 숨쉬기가 힘들게 압박 증상이 느껴지는 경우는 검사를 꼭 해보는 게 좋습니다.

Q 갑상샘암은 어떻게 예방할 수 있을까요?

A 갑상샘암은 방사선 노출 외에 알려진 원인이 없기 때문에 명확한 예방 방법은 알려져 있지 않습니다. 하지만 건강한 식습관과 규칙적인 운동을 통해 면역력을 높이고, 과도한 방사선 노출을 피하는 것이 도움이 될 수 있습니다.

06

부인암 발생률 1위인
'자궁체부암'

진단부터 치료까지 소외됐으나
최근 면역항암치료가 주목받고 있다

●

| 의학 자문 인용 |

김재원 서울대병원 산부인과 교수
(대한부인종양학회 회장)

●

● 25년 전보다 5배 증가해 3대 부인암(여성에게만 발생하는 암) 발생률 1위에 등극한 '자궁체부암'은 자궁 체부 중 내벽을 구성하는 자궁 내막에 생기는 암을 말하며 '자궁내막암'이라고도 한다.

많은 신규 환자 수를 기록한 자궁체부암은 여전히 상대적으로 다른 암종에 비해 진단부터 치료까지 소외당하고 있다. 질환 인식과 치료 환경 개선이 절실한 질환이라는 전문가의 조언이 뒤따른다.

자궁체부암은 서구에서 발생하는 여성 암 중 가장 흔해 '선진국형 암'이라고 불렸다. 25년 전 연간 국내 신규 환자는 728명으로 3대 부인암이라 불리는 자궁체부암, 자궁경부암, 난소암 중 가장 적었다. 그러나 2021년 3,749명으로 5배 증가하는 등 3대 암 중 발생률 1위에 올랐다.

그런데도 국가건강검진 대상이 아니다. 생리량이 과다하게 많거나 불규칙한 생리 주기, 폐경 이후 질 출혈 등이 있다면 부인과 전문의 진찰이 권장된다.

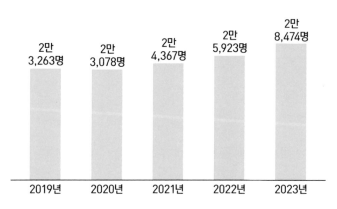

| 2019~2023 자궁체부암 환자 수 |

2만 3,263명 (2019년)
2만 3,078명 (2020년)
2만 4,367명 (2021년)
2만 5,923명 (2022년)
2만 8,474명 (2023년)

자료: 건강보험심사평가원

자궁체부암은 증상 없이 진행 및 전이성 암으로 발전하는 경향이 있어 조기에 발견하기 어렵다. 국소적으로 발견되면 5년 상대 생존율이 95%로 높지만 멀리 떨어진 장기에도 암세포가 퍼진 '원격 전이'라면 18%로 급격히 하락한다.

더욱이 50년 동안 같은 치료법만 쓰여 자궁체부암을 소외된 암으로 만들었다. 병의 시기와 환자 연령, 전신 상태에 따라 치료법이 다르고 최신 치료법이 빠르게 발전되는 다른 암과 달리 자궁체부암은 수술, 방사선 치료, 부작용을 동반하는 항암화학요법 등이 유일한 치료법이었다.

김재원 서울대병원 산부인과 교수(대한부인종양학회 회장)는 "장기간의 항암화학요법 치료는 다양한 부작용을 일으켜 삶의 질이 저하되고 장기간 불편함을 유발한다. 자궁체부암은 다른 부인암보다 잘 알려지지 않아 질환 인식과 치료 환경의 개선이 절실한 질환"이라고 말했다.

자궁체부암의 대부분을 차지하는 자궁내막암은 기존에 효과적인 치료제가 부족했다. 특히 전체 자궁내막암 환자의 약 75%는 진단 후 2~3년 이내에 재발하기 때문에 건강한 삶을 이어가기 위해서는 효과적인 치료 방향을 결정하는 게 중요하다.

이와 관련해 최근 면역항암제가 자궁내막암의 새 치료법으로 등장했다. 항PD-1 면역항암제 키트루다(성분명 펨브롤리주맙)는 인체 유전자 손상을 복구하는 불일치 복귀(MMR) 단백질 결함 여부와 상관없이 모든 자궁내막암의 면역항암제 치료법이 됐다.

암세포는 'PD-L1'이라는 단백질로 면역세포를 무력화시키고 그 틈을 이용해 증식한다. 암세포의 PD-L1과 세포독성 T세포의 PD-1이 결합하면 T세포가 기능을 상실하고 비활성화된다. 하지만 투여된 항

PD-1 항체가 PD-1과 PD-L1 사이에 미리 결합하면 면역 회피 신호가 차단된다.

면역 회피 신호를 받지 않은 T세포는 암세포를 사멸한다. 대표적인 항PD-1 면역항암제로 펨브롤리주맙이 꼽힌다.

자궁내막암 환자들이 면역항암제를 사용하려면 바이오마커(생체지표) 테스트가 필요하다. 인체에 생긴 유전자 손상을 복구하는 기능인 불일치 복구(MMR) 등이 주요 바이오마커다. 미국암종합네트워크(NCCN) 가이드라인에서도 모든 자궁내막암 환자에게 MMR 검사를 권고하고 있다.

김 교수는 "MMR 검사는 나에게 적절한 치료 옵션을 찾아 효과적인 치료를 받을 수 있도록 도와주는 중요한 수단이라 권한다"며 "최신 치료 옵션을 통해 소외된 암종이었던 자궁내막암의 치료 옵션이 확장됐으니, 환자들은 치료를 포기하지 말고 끝까지 임했으면 좋겠다"고 조언한다.

Q 자궁체부암이란 무엇인가요?

A 자궁체부암은 자궁 내막에 발생하는 암으로, 여성에게만 발생하는 3대 부인암 중 하나입니다. 서구에서 가장 흔한 여성 암으로 불리는 '선진국형 암'으로도 알려져 있습니다.

Q 자궁체부암의 증상은 무엇인가요?

A 자궁체부암은 초기에는 별다른 증상이 나타나지 않아 조기 발견이 어려울 수 있습니다. 하지만 생리량 과다 또는 불규칙한 생리 주기, 폐경 이후 질 출혈, 복통, 체중 감량, 피로 등의 증상이 나타난다면 주의해야 합니다.

Q 자궁체부암은 왜 소외된 암이라고 하나요?

A 많은 신규 환자 수를 기록한 자궁체부암은 국가 건강검진 대상에 포함되지 않고, 50년 동안 같은 치료법만 쓰여 소외된 암으로 여겨집니다. 최신 치료법이 빠르게 발전되는 다른 암과 달리 자궁체부암은 수술, 방사선 치료, 부작용을 동반하는 항암화학요법 등이 유일한 치료법이었고 다른 부인암보다 잘 알려지지 않아 질환 인식과 치료 환경의 개선이 절실합니다.

제3장

치료보다
예방이 중요한
'암'

01

이유 없는 고열과 수면 중
식은땀 나면 '혈액암' 의심

10명 중 4명은 치료 반응이 없거나 재발하므로
적기에 치료가 중요하다

•

| 의학 자문 인용 |

유쾌한 가천대길병원 혈액종양내과 교수

특별한 이유 없이 6개월 동안 10% 이상 체중이 줄거나 38도 이상 고열이 지속되고, 혹은 잠잘 때 옷이 흠뻑 젖을 만큼 땀이 나는 등 이른바 'B 증상'이 나타난다면 혈액암의 일종인 '미만성 거대 B세포 림프종(DLBCL)'을 의심해 볼 수 있다.

의료계에 따르면 미만성 거대 B세포 림프종은 감염으로부터 신체를 보호하는 백혈구의 일종인 'B세포'가 통제할 수 없이 성장하거나 증식하는 질환으로, 10명 중 4명이 치료에 반응하지 않거나 재발을 겪는 공격적인 혈액암이다.

혈액암은 혈액이나 림프 계통에 생기는 악성종양이다. 특히 미만성 거대 B세포 림프종은 악성림프종 중에서도 가장 흔하게 나타난다. 전 세계적으로 매년 15만 명이 이 병에 걸린다.

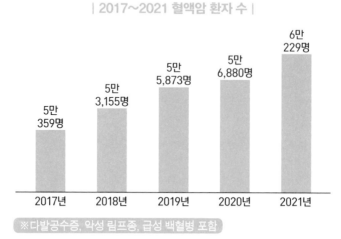

| 2017~2021 혈액암 환자 수 |

5만 359명 (2017년)
5만 3,155명 (2018년)
5만 5,873명 (2019년)
5만 6,880명 (2020년)
6만 229명 (2021년)

※다발공수증, 악성 림프종, 급성 백혈병 포함

자료: 건강보험심사평가원

규명되지 않았지만, 바이러스 및 비정상적인 면역조절에 의한 것으로 추정된다. 대부분 65세에서 74세 사이에 첫 진단을 받고 남성에게 조금 더 빈번하게 발생한다. 열이 나거나 잠을 잘 때 땀으로 흠뻑 젖고, 체중이 급격히 감소하는 등의 증상이 나타나는데 이를 'B 증상'이라고 한다.

림프절이나 림프관이 국소적 또는 전신적으로 커진 '림프절 종대'가 관찰되거나, 림프절 외에 위장관, 피부, 뼈, 중추신경계, 갑상샘, 고환 등 실질 장기까지도 침범하는 경우가 많아 신체 일부에 종괴(혹)

나 부종이 발견될 수 있으며 통증을 동반하기도 한다.

미만성 거대 B세포 림프종은 혈액암 중에서도 공격적인 유형으로 꼽힌다. 하나의 약으로는 충분한 치료 효과를 보기 어려워 작용 방식이 다른 여러 약을 함께 사용하는 것이 표준 치료법이다. 5년 생존율은 64.7%에 달하지만, 10명 중 4명은 1차 치료에 반응하지 않거나 결국 재발한다.

이 경우 환자들의 치료 결과는 급격하게 나빠지는데, 특히 첫 치료 후 24개월 이내 조기 재발하는 경우 중앙생존(특정 질병을 가진 환자 집단에서 환자 중 절반이 사망할 때까지 걸리는 평균적인 시간) 기간은 4.6개월로 급감한다. 의료현장에서는 한층 효과적인 치료법에 대한 갈증이 있었으나, 지난 20년 동안 이 분야에서는 신약이 개발되지 않아 환자와 보호자의 고통이 컸다.

다행히 최근 암에 대한 '유도미사일'로 불리는 항체 약물 결합체(ADC) 병용요법이 미만성 거대 B세포 림프종의 1차 치료법으로 등장하며 약 20년 만에 치료 패러다임을 바꾸고 있다.

이 치료제는 임상 연구에서 치료 24개월 동안 질병이 악화하거나 사망에 이를 가능성을 24% 감소시켰으며 기존 치료법과 유사한 안전성을 보이면서도 삶의 질 역시 잘 유지하는 것으로 나타났다. 시뮬레이션 결과에 따르면, 해당 치료를 받았을 때 향후 10년 동안 2차 치료를 받을 확률은 27% 감소했다.

이에 미국종합암네트워크(NCCN) 가이드라인이 해당 치료법에 가장 높은 권고 수준(category 1A)을 부여하는 등 진료 지침이 빠르게 변화하고 있다. 해외 주요국은 일찍이 보험급여를 적용 중이며 우리나라에서는 2022년 11월 1차 치료에 쓸 수 있도록 허가가 나 현재 건강보험 급여 심사를 앞두고 있다.

대한혈액학회 림프종연구회의 간사를 맡고 있는 유쾌한 가천대길병원 혈액종양내과 교수는 "미만성 거대 B세포 림프종은 치료가 까다로운 림프종으로 악명이 높으며 특히 24개월 이내에 재발, 전이에 이르면 예후가 급격하게 나빠진다"고 소개한다.

유 교수는 "초기부터 한층 효과적인 치료를 받을 수 있게 해 후속 치료가 필요한 환자들의 발생을 줄이고 컨디션이 가장 좋은 1차 치료에서 장기간 재발하지 않는 상태를 유지할 수 있게 해야 한다"고 당부한다.

그러면서 "최근 20년 만에 신약이 등장해 완치로 여겨지는 '완전관해' 사례도 글로벌 학회에서 보고되고 있는 만큼, 우리나라 환자들도 경제적 부담을 덜고 최선의 치료를 받을 수 있도록 치료 환경이 조속히 개선되길 바란다"고 전한다.

Q 미만성 거대 B세포 림프종이란 무엇인가요?

A 감염으로부터 신체를 보호하는 백혈구의 일종인 'B세포'가 통제할 수 없이 성장하거나 증식하는 혈액암입니다. 전 세계적으로 매년 15만 명의 환자가 발생하며, 한국에서도 2022년 기준 1만 2,000여 명의 환자가 진단됐습니다.

Q 미만성 거대 B세포 림프종은 어떻게 치료하나요?

A 미만성 거대 B세포 림프종은 공격적인 유형의 혈액암으로, 하나의 약으로는 치료 효과를 보기 어려워 작용 방식이 다른 여러 약을 병용하는 것이 일반적인 치료법입니다.

Q 미만성 거대 B세포 림프종의 생존율은 얼마나 되나요?

A 미만성 거대 B세포 림프종의 5년 생존율은 64.7%이지만, 10명 중 4명은 1차 치료에 반응하지 않거나 재발합니다. 특히, 첫 치료 후 24개월 이내 재발하는 경우 생존 기간은 4.6개월로 급격히 감소합니다. 하지만, 최근 등장한 항체 약물 결합체(ADC) 병용요법이 기대를 모으고 있습니다.

02
흡연자가 60% 더 위험한 '방광암'

금연은 필수고 수분 섭취도 도움이 되며 재발이 흔해 정기 검사가 중요하다

•

| 의학 자문 인용 |

곽철 서울대학교병원 비뇨의학과 교수
김선일 아주대학교병원 비뇨의학과 교수
태범식 고려대학교 안산병원 비뇨의학과 교수

60세 이상 고령층에게 흔한 암 중 하나가 '방광암'이다. 소변을 저장하는 방광에 생긴 악성종양을 방광암이라고 하는데, 소변 볼 때 아프지는 않지만 피가 섞여 나온다면 하루빨리 비뇨의학과를 방문해야 한다.

대한비뇨기종양학회에 따르면, 방광암 발생률은 나이가 많을수록 여성보다 남성에서 더 높다고 나타났다. 남성은 여성 대비 발생률이 4배 이상 높았다. 가장 큰 영향을 미치는 요인은 흡연이다. 학회 가이드라인을 보면 방광암 환자의 절반 정도가 흡연에 의해 발생하는 것으로 알려졌다.

학회가 2009~2019년 국민건강보험공단 제공 자료를 기반으로 연령별·성별·연도별·지역별·소득별 방광암 발생률과 동반 질환, 흡연 여부에 따른 방광암 발생 상관관계를 분석한 결과 흡연자는 비흡연자 대비 방광암 위험비가 60%가량 높게 나타났다.

현재 흡연하지 않아도 평생 5갑(100개비) 이상 담배를 피웠다면 방광암 위험비가 30% 더 높았다. 흡연력(갑년)이 높을수록, 일일 흡연량이 많을수록, 흡연 기간이 길수록 방광암 위험비가 높게 나타났고 성 연령 표준화 결과 나이가 많고, 여성일수록 흡연력에 따른 방광암 위험비가 더 높았다.

방광암의 주 증상은 통증이 없지만 소변에 피가 섞여 나오는 것이다. 혈뇨의 정도가 방광암 정도와 반드시 일치하지 않기 때문에 어떤 종류의 혈뇨라도 방광암을 의심해야 한다. 만약 종괴(덩이)가 만져질 정도면 방광암이 상당히 진행됐다고 볼 수 있다.

소변검사로 이상 소견이 보이거나 맨눈으로 혈뇨를 보인 환자한테 방광경(내시경) 검사를 하며 이후 컴퓨터단층촬영(CT)이나 자기공명영상(MRI) 등을 통해 다른 장기로의 전이나 임파선 전이 등을 확인한다.

아주대학교병원 비뇨의학과 교수인 김선일 대한비뇨기종양학회 학회장은 "국내 방광암 신규 환자 수가 10년 전 대비 약 45% 증가한 것으로 알려져 방광암에 대한 경각심이 필요하다. 주요 증상은 통증 없는 '혈뇨'이므로 혈뇨를 경험한다면 가까운 비뇨의학과에서 정확한 원인을 파악해야 한다"고 당부했다.

| 2019~2023 방광암 환자 수 |

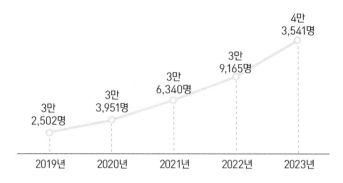

자료: 건강보험심사평가원

김 학회장은 "특히 흡연자이거나 흡연 경험이 있는 60대 이상이라면 늦기 전에 방광암 검진을 받아보는 게 필요하다"고 말한다. 담배의 발암물질이 폐를 통해 몸에 흡수된 뒤 신장에서 걸러져 소변에 포함되는데, 방광이 소변 속 발암물질에 노출되면 변성이 생기고 암이 발생할 수 있다.

방광암은 60~70% 정도가 초기 또는 1기에 진단된다. 이때 내시경 방광종양절제술로 검사와 치료를 진행한다. 전체 방광암의 70~80%를 차지하는 표재성(비근침윤성) 방광암 치료는 경요도 절제술이 기본으로 꼽힌다.

다만 절제술 후 조직학적 징후나 종양의 개수, 크기, 재발 기간 등을 고려해 방광 내에 BCG(결핵균을 이용한 면역 치료제)나 항암제 같은 약물을 주입한다. 표재성 방광암이라도 경요도 절제술로 완전 절제가 불가능하거나 보존 치료에 반응하지 않으면 방광 적출술을 고려할 수 있다.

특히 방광암은 재발이 흔해 주기적인 추적검사가 필수적이다. 병기와 조직학적 특징에 따라 다르지만, 초기 방광암 환자라도 절반 이상 방광 내 재발을 하며, 고위험군 환자의 경우 10~30% 정도는 근침윤성 방광암인 2기로 진행될 수 있다.

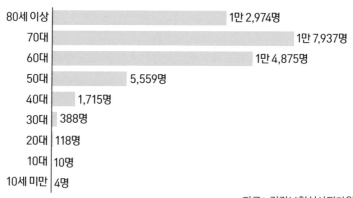

| 2023년 연령별 방광암 환자 수 |

- 80세 이상: 1만 2,974명
- 70대: 1만 7,937명
- 60대: 1만 4,875명
- 50대: 5,559명
- 40대: 1,715명
- 30대: 388명
- 20대: 118명
- 10대: 10명
- 10세 미만: 4명

자료: 건강보험심사평가원

주변 장기로 전이되지는 않았지만 뿌리가 깊은 2~3기 침윤성 방광암은 대부분 배를 연 뒤 로봇 근치적 방광 절제술 등을 한다. 근침윤성 방광암 환자도 방광을 보존할 수 있다. 이때는 경요도 내시경을 한 뒤 방광종양절제술, 방사선 치료, 항암치료 등을 병행한다.

2기 이상의 침윤성 방광암은 공격성이 매우 강해 2년 이내 제대로 된 치료를 하지 않으면 사망률이 급격히 높아진다. 다른 장기로 전이한 4기의 경우, 환자에 따라 다르지만 전이된 장기에도 항암치료와 함께 필요하다면 수술까지 모두 받아야 할 수 있다.

태범식 고려대학교 안산병원 비뇨의학과 교수는 "근치적 방광 절제술을 시행하는 데는 총 3단계에 걸쳐 3~4시간에서 길게는 5~6시간 정도 걸리는데, 비뇨기계 수술 중에서 가장 어려운 수술로 꼽힌다"고 설명한다.

태 교수는 또 "방광을 절제하고 필요한 경우 남자는 전립선을, 여자는 자궁을 함께 절제한다. 이어서 임파선을 절제하고 마지막 단계는 요로전환술로, 방광을 절제한 환자 소장의 일부를 잘라 인공 방광을 만드는 수술"이라고 소개한다.

수술 후 방광암 재발을 막거나, 방광암 자체를 예방하려면 금연과 함께 간접흡연을 피하는 게 가장 효과적이다. 암을 유발할 독성 화학물질에 대한 노출도 피해야 한다. 충분한 수분 섭취도 방광암 발생 억제에 도움이 된다.

대한비뇨기종양학회 회장인 곽철 서울대학교병원 비뇨의학과 교수는 "특히 흡연 경험이 있는 여성의 경우 방광암 발생에 주의해야 한다"고 조언한다.

그러면서 "주요 증상은 통증 없는 '혈뇨'다. 육안으로 혈뇨가 확인되면 원인을 파악해야 한다. 흡연자거나 흡연 경험이 있는 60대 이상이라면 정기검진을 받아야 한다"고 권고한다.

| 방광암 위험 요인 |

흡연		
	흡연 유무	
과거 흡연자 방광암 위험비 1.30배		현재 흡연자 방광암 위험비 1.60배

대사증후군				
당뇨병 방광염 위험비 1.24배	고혈압 방광염 위험비 1.16배	이상지질혈증 방광염 위험비 1.19배	복부비만 방광염 위험비 1.17배	대사증후군 방광염 위험비 1.23배

자료: 대한비뇨기종양학회

Q 방광암이란 무엇이며 주요 증상은 무엇인가요?

A 소변을 저장하는 방광에 발생하는 악성종양입니다. 60세 이상 고령층 남성에게 흔하며, 통증 없는 혈뇨가 가장 주요한 증상입니다. 어떤 종류의 혈뇨라도 방광암을 의심해야 합니다. 만약 종괴(덩어리)가 만져질 정도라면 방광암이 상당히 진행된 것일 수 있습니다.

Q 방광암은 어떻게 진단하고 치료하나요?

A 소변검사, 방광경 검사, 컴퓨터단층촬영(CT), 자기공명영상(MRI) 등으로 진단합니다. 치료 방법은 병기와 진행 정도에 따라 다르지만, 초기 방광암은 내시경 방광종양절제술을 통해 치료하며, 표재성 방광암은 경요도 절제술을 고려합니다. 방광암은 재발이 흔하기 때문에 주기적인 추적검사가 필수적입니다.

Q 방광암 예방을 위해서는 어떻게 해야 하나요?

A 방광암 예방을 위해서는 금연과 함께 간접흡연을 피하고, 암을 유발할 수 있는 독성 화학 물질에 대한 노출을 피하는 것이 중요합니다. 또한, 충분한 수분 섭취도 방광암 발생 억제에 도움이 될 수 있습니다.

03

증상 없고 치료 어려운
'담낭암'

항암제가 잘 안 들기 때문에
조기 발견이 중요하다

●

| 의학 자문 인용 |

이재훈 서울아산병원 간담췌외과 교수

암은 어떤 종류든 인간에게 두려운 존재다. 여전히 인류는 암을 정복하지 못했고 암에 걸리면 삶은 무너진다.

하지만 암이라고 해서 다 똑같은 암이 아니다. 조기 발견이 쉽고 비교적 치료 효과도 좋은 암이 있는 반면 치료도 어렵고 예후도 좋지 않은 악명 높은 암들이 있다. 그중 대표적인 암이 바로 '담낭암'이다.

담낭암은 말 그대로 담낭에 생기는 암이다. 담낭은 간에서 만들어진 담즙(지방의 소화와 흡수를 돕는 역할)을 저장하는 장기로 쓸개라는 이름으로도 불린다.

'2021년 국가암등록통계'에 따르면, 담낭암 발생자 수는 남성은 10

위, 여성은 9위를 기록했다. 전체 암 환자 수 대비 각각 2.8%, 2.6%를 차지하고 있다.

다른 암들에 비해 발생자 수가 많은 편은 아니지만 담낭암은 치료가 어렵기로 악명이 높다. 3기의 경우 5년 생존율이 약 8%, 4기는 약 3%에 불과하다.

문제는 치료가 어려운 것은 물론 거의 증상이 없어 조기 발견이 어렵다는 점이다. 만약 통증이 있다고 해도 간처럼 다른 소화기계통에 문제가 있을 때 나타나는 증상들과 뚜렷하게 구분되지 않아 조기 발견이 더욱 어렵다.

이 때문에 구체적인 증상이 나타나 검사를 받았을 때는 이미 상당히 진행해 있는 경우가 많다.

| 담낭암 5년 상대생존율 추이 |

구분	'93~'95년	'96~'00년	'01~'05년	'06~'10년	'11~'15년	'16~'20년
생존율 (%)	18.7	20.7	23.1	26.9	28.8	28.7

자료: 국립암센터

이재훈 서울아산병원 간담췌외과 교수는 "담낭암 초기에는 증상이 대부분 없다"며 "물론 약간의 복통이나 간 기능의 이상이 나타날 수 있고 특히 간 안쪽이든 다른 장기의 전이, 담도 침범이 이루어지게 되면 오른쪽 상복부나 명치부 통증, 황달 등이 나타날 수가 있다"고 설명한다.

담낭암은 초음파, CT(전산화단층촬영), MRI(자기공명영상촬영), ERCP(내시경 역행성 췌담관 조영술) 등 다양한 검사로 알아낼 수 있다. 그중에서도 특히 복부초음파 검사를 많이 사용한다.

이 교수는 "담낭은 복벽에 가깝게 위치하기 때문에 초음파 검사로도 췌장 질환에 비해 정확한 평가를 할 수 있다"며 "또한, 우리가 굉장히 쉽게 접근할 수 있는 데다 비침습적인 검사라 담낭암 검사에서 중요한 역할을 한다"고 말한다.

복부초음파 검사에서 담낭암이 의심되면 CT나 MRI 등을 추가로 진행하게 된다. 또한, 담석이나 담낭 용종 등으로 복강경 담낭절제술을 한 뒤 조직검사에서 예상치 못하게 담낭암으로 진단되는 경우도 종종 있다.

이 교수는 "'난 담석일 줄 알았는데 왜 갑자기 담낭암이지'라고 놀라는 경우도 있다"고 말한다.

담낭암의 치료 방법은 종양의 범위에 따라 결정된다. 조기에 발견되면 담낭만 절제하는 담낭절제술로도 충분하지만 암이 간, 담도 등으로 진행됐을 경우 간을 포함해 주변부를 함께 절제하는 확대 담낭절제술을 시행한다. 경우에 따라서는 주변 임파선이나 담도까지 절제하는 경우도 있다.

종양의 범위가 넓어 절제술을 하기 힘들다면 우선적으로 항암치료를 시행한다.

이 교수는 "안타깝게도 아직 담낭암은 항암제에 대한 감수성이 높지 않아 대장암이나 유방암 등에 비해 치료가 어렵다"고 말한다.

다만 "조기에 발견해 치료하면 담낭절제술만으로도 충분하고 완치될 가능성 역시 90% 이상을 보이고 있다"며 조기 진단의 중요성을 강조한다.

그러면서 "최근에는 수술 기법도 많이 좋아지고 항암치료 역시 매우 발전하고 있어 포기하지 말고 담낭암 치료를 위해 끝까지 최선을 다해 보기를 권유한다"고 조언한다.

Q 담낭암이란 무엇이고 증상은 어떤가요?

A 담낭암은 담낭에 발생하는 암으로, 치료가 어렵고 조기 발견이 어려운 악성종양입니다. 초기에는 증상이 거의 없지만, 진행될수록 복통, 간 기능 이상, 황달 등의 증상이 나타날 수 있습니다.

Q 담낭암의 예후는 어떻게 되나요?

A 담낭암은 다른 암들에 비해 치료가 어렵고 예후가 좋지 않은 것으로 알려져 있습니다. 특히, 3기의 경우 5년 생존율이 약 8%, 4기는 약 3%에 불과합니다. 하지만 조기에 발견하여 치료한다면 담낭절제술만으로도 충분히 치료될 수 있으며, 완치 가능성도 90% 이상입니다.

Q 담낭암 치료는 어떻게 하나요?

A 담낭암의 치료 방법은 종양의 범위에 따라 결정됩니다. 조기에 발견되면 담낭만 절제하는 담낭절제술로도 충분하지만, 암이 간이나 담도 등으로 진행됐을 경우 간을 포함해 주변부를 함께 절제하는 확대 담낭절제술을 시행하고, 경우에 따라서는 주변 임파선이나 담도까지 절제하는 경우도 있습니다.

04
'소아암'에 대한
오해와 진실

부모의 생활습관과 무관하며
단지 잘못된 세포가 만들어진 것이다

●

| 의학 자문 인용 |

한정우 연세암병원 소아혈액종양과 교수

5월 5일은 어린이를 위한 '어린이날'이다. 어떤 선물을 받을지 상상하며 이날만을 기다리며 들뜨는 아이들의 동심은 어른들마저 미소 짓게 만든다. 하지만 어린이날이 더욱 외롭고 쓸쓸한 아이들이 있다. 바로 소아암 환자들이다.

소아암은 대개 18세 미만 소아·청소년에게 발생하는 암을 말한다. 국립암센터에 따르면, 최근 5년간 소아암 환자 수는 2017년 1,284명, 2018년 1,275명, 2019년 1,206명, 2020년 1,249명, 2021년 1,349명으로 나타났다. 전체 암 환자의 1% 정도다.

소아암은 성인에 발생하는 암과는 다른 양상을 보인다. 성인의 경우 다양한 환경적인 요인에 의해 수십 년간 축적돼 암세포가 만들어진다. 이 때문에 다양한 암세포들로 하나의 암이 구성된다.

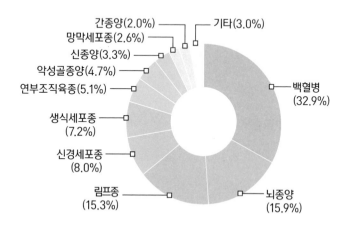

| 소아암 종류별 발생 빈도 |

간종양(2.0%) — 기타(3.0%)
망막세포종(2.6%)
신종양(3.3%)
악성골종양(4.7%)
연부조직육종(5.1%)
생식세포종 (7.2%)
신경세포종 (8.0%)
림프종 (15.3%)
뇌종양 (15.9%)
백혈병 (32.9%)

자료: 서울대학교 암연구소

반면 소아암은 대부분 아이들의 성장 과정에서 생기게 되는 안 좋은 세포들이 동일한 성질의 암세포를 형성해서 발생한다. 이 때문에 항암제를 쓸 때도 일률적으로 반응한다.

발생하는 암의 종류도 성인과는 차이를 보인다. 한정우 연세암병원 소아혈액종양과 교수는 "소아암은 성인들에게서 나타나는 암과는 좀 다른 암들로 구성돼 있다"며 "백혈병, 림프종 같은 혈액암 계열과 뇌종양, 근육이나 뼈에 생기는 육종, 복부에 생기는 신경모세포종, 망막모세포종, 윌름종양 등이 가장 잘 알려져 있다"고 말한다.

특히 신경모세포종, 망막모세포종 등은 거의 소아에게서만 발생한다. 하지만 아주 드물게 성인에게서도 나타나는데, 이 경우 나이와 상관없이 성인도 소아청소년과에서 치료한다.

소아에게 많이 나타나는 암은 혈액암이다. 그중에서도 백혈병 유병률이 가장 높다. 2021년의 경우 0~14세 소아암 환자 937명 중 약 30%(284명)가 림프성 백혈병, 급성 골수성 백혈병, 상세 불명 및 기타 상세 백혈병을 앓고 있었다.

보건복지부에 따르면, 소아암은 백혈병 등 혈액암이 가장 많이 차지하고 있으며, 한 해 1,300명가량의 환아가 발생하고 있다. 일반인 대비 소아암 환자가 5년간 생존할 확률은 86.3%로 전체 암(71.5%)보다 높아 소아암 환자는 적절한 치료를 통해 정상적인 성인으로 성장할 수 있다.

다만 진단 후 완치까지 1~2년간 집중 치료가 필요한데 학교생활의 공백 등으로 아동의 정서적 발달에 어려움이 있기도 하다.

소아암과 관련해 잘못된 인식들이 있는데, 그중 하나가 소아암 환자의 부모들 대부분이 자녀가 암 진단을 받으면 '내 탓'이라고 생각한다는 점이다. 하지만 이는 큰 오해다. 한 교수는 "아이들이 병이 생기면 '혹시 내가 잘못해서 생긴 게 아닌가'하는 우려를 많이 하게 되는데, 사실 잘 알려져 있는 생활습관의 문제, 예를 들어 흡연이나 음주, 운동, 식사와 관련된 잘못된 생활습관과 소아암과는 크게 관련이 없다고 알려져 있다"며 "환경이 아니라면 유전에 대해서도 걱정을 많이 하지만 그런 것과도 사실은 관계가 없다"고 말한다.

그러면서 "대개 알려진 유전되는 암들은 5~8% 정도로 알려져 있고 나머지 대부분은 자라면서 많은 세포를 만들어 내야 하기 때문에 그 과정에서 비정상적인 세포가 만들어져 발생한다고 본다"며 "이는 부모의 잘못도, 아이의 잘못도 아니다"라고 말한다.

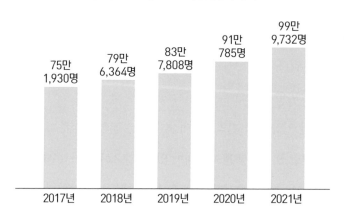

| 2017~2021 소아암 환자 수 |

자료: 국립암센터

한 교수뿐만 아니라 소아암 환자를 치료하는 의료진들도 한결같이 소아암이 그 누구의 잘못도 아니라고 강조한다. 매우 확률적인 문제이고, 운이 나쁜 것뿐이다. 다행인 것은 소아암은 이제 더 이상 불치병이 아니라는 점이다.

한 교수는 "소아암이 공포의 대상이 아니라 희망을 가질 수 있는 여러 가지 이유가 있는데, 일단 소아암은 성인암에 비해 항암치료에 대한 반응이 좋다"고 말한다. 소아암 5년 생존율도 약 83%에 이른다. 70~80%는 완치하면 재발하지 않는다. 또 아이들은 같은 치료를 받더라도 성인들에 비해 잘 견뎌낸다.

한 교수는 "아이들은 성인에 비해 체구는 작지만 체력이 좋고 고혈압이나 당뇨와 같은 성인병들도 없어 상당히 힘든 치료, 강한 치료도 잘 견뎌낸다"고 설명한다.

| 소아암 주요 통계 |

- 발생빈도: 하루 평균 4명 / 연평균 1,500명
- 완치율(5년 생존율): 83%
- 아동 질병 사망 순위: 1위
- 평균 치료 기간: 약 44개월
- 국내 연간 진료비: 877억 원

자료: 국립암센터, 통계청

부모들이 갖는 죄책감은 또 있다. 일찍 발견하지 못했다는 죄책감이다. 하지만 의사들은 소아암이 발견하기 워낙 어려워서 부모가 더 세심하게 살핀다고 해서 빨리 발견할 수 있는 게 아니라고 입을 모은다. 조기에 암을 집단 선별 검사로 발견할 수 있는 경우도 그리 많지 않다.

다만, 원인을 알 수 없는 발열이 3주 이상 지속되거나 평소와는 달리 2주 이상 아이가 힘이 없다면 병원을 찾아보는 것이 좋다.

이외에도 창백하고 빈혈이 계속되는 경우, 피가 잘 멎지 않거나 온몸에 멍이 있는 경우, 통증이 3주 이상 지속되는 경우, 계속 자라는 종괴(혹)가 있을 경우(특히 체중 감소와 연관되어 있을 때), 지속적인 두통과 구토(새벽에 심함) 등에는 각별히 경각심을 가지는 게 필요하다.

특히 소아암 환자들이 느끼는 뼈의 통증은 백혈병, 신경모세포종, 골육종 등에서 흔히 보는 증상인데 아이가 아프다고 호소하는 부위를 못 만지게 한다면 신속히 진찰을 받아야 한다.

Q 소아암은 어떤 특징을 가지고 있나요?

A 소아암은 성인에게 발생하는 암과는 다르게 혈액암, 뇌종양, 육종 등 특정 종류의 암으로 구성되어 있습니다. 특히 신경모세포종과 망막모세포종은 거의 소아에게서만 발생하는 암입니다.

Q 소아에게 가장 많이 발생하는 암은 무엇인가요?

A 소아에게 가장 많이 발생하는 암은 혈액암입니다. 특히 백혈병이 가장 흔하며, 2021년에는 0~14세 소아암 환자 937명 중 약 30%(284명)가 백혈병을 앓고 있었습니다.

Q 소아암 치료 성공 가능성은 얼마나 되나요?

A 소아암은 성인암에 비해 항암치료에 대한 반응이 좋고, 5년 생존율이 약 83%에 이르는 높은 수치를 보입니다. 또한, 70~80%의 환자는 완치 후 재발하지 않으며, 아이들은 성인에 비해 체력이 좋고 성인병이 없어 강한 치료에도 잘 견뎌냅니다.

05

젊다고 안심은 금물인 '난소암'

원인 불명에 조기 진단도 어려워
수술이 불가피하다

●

| 의학 자문 인용 |

민경진 고려대학교 안산병원 산부인과 교수
송희경 가톨릭대학교 인천성모병원 산부인과 교수

"전체 환자 중 절반 이상이
폐경 이후에 발병했으나
최근에는 20대 젊은 여성에서도
발병률이 늘어나는 추세다."

매년 5월 8일은 세계난소암연합이 정한 '세계 난소암의 날'로 난소암 예방과 치료 중요성을 알리는 활동이 진행된다. 난자를 형성하고 다양한 호르몬을 분비하는 난소는 골반 깊숙한 데 있어 큰 문제가 생기지 않는 이상, 증상이 거의 없다.

난소암 역시 상당히 진행될 때까지 증상이 거의 없다. 소화불량이나 복통, 헛배가 부르거나 비정상적인 질 출혈, 간혹 배에 단단한 덩어리가 만져지는 증상이 나타나거나 느껴진다면 의심해 볼 수 있다. 전체 환자 중 절반 이상이 폐경 이후에 발병했으나 최근에는 20대 젊은 여성에서도 발병률이 늘어나는 추세다.

난소암은 초기 증상이 없다 보니 산부인과 검진이 아니면 발견하는 경우가 드물다. 따라서 이미 다른 장기로 전이된 후 발견되는 경우가 대부분이다.

| 2019~2023 난소암 환자 수 |

2019년: 2만 4,134명
2020년: 2만 1,951명
2021년: 2만 2,487명
2022년: 2만 3,355명
2023년: 2만 5,032명

자료: 건강보험심사평가원

난소암은 상당히 진행돼도 증상이 경미하거나 모호해 대수롭지 않게 여기고 지나치는 경우가 많다. 초기에 난소암이 발견되는 경우는 대부분 정기적인 산부인과 검진 덕분이다.

결국 복막으로 전이돼 복수가 차거나 배가 불러오는 증상이 나타나야 급히 병원을 찾는 경우가 많다. 실제로 전체 환자의 약 70~80% 정도는 혈액이나 림프절을 통해 다른 조직에 전이된 3, 4기 상태로 병원을 찾는다. 따라서 재발률도 다른 암에 비해 상대적으로 높다. 난소암이 3기 이후에 발견될 경우 5년 생존율은 40% 이하로 알려졌다.

난소암은 원인이 알려지지 않았고 선별 검사법도 확립되지 않았다. 따라서 조기 진단이 어렵고 대부분 후기에 발견돼 부인암 중에서도 생존율이 낮은 편이다. 미국 영화배우 안젤리나 졸리를 통해 유명해진 'BRCA(유방암 유발성 유전자)' 돌연변이가 있으면 유방암은 물론 난소암에 걸릴 확률이 증가한다는 사실이 알려졌다.

| 난소암의 특징 |

- 여성 생식과 호르몬 분비에 중요한 역할을 담당하는 '난소' 사이에서 발생
- 50~70세 사이에 제일 많이 발생
- 매년 3,000명의 신규 환자 발생
- 상피성 난소암, 생식세포암, 성삭기질암 중 상피성 난소암이 90%

초기 진단은 초음파로 난소암 덩어리를 확인하거나 암이 있을 때 증가한다고 알려진 종양표지자 검사로 할 수 있다. 다만 표지자 검사만으로 정확도가 부족해 추가 검사를 해야 한다. 이후 병의 기간(병기)에 따라 복부나 가슴 CT(컴퓨터단층촬영), 골반 MRI(자기공명영상촬영) 등이 필요하다.

난소암은 병기에 관계 없이 수술하는 것이 기본이다. 조직검사를 위한 접근 자체가 쉽지 않고, 조직 채취를 위해 바늘로 찌르는 과정에서 난소가 터져 암이 복강(복부 내부 공간) 전체로 퍼질 위험이 높아 수술 전 별도로 조직검사를 하지 않는다.

1기	암세포가 난소에만 자라난 경우
2기	골반 내까지 번진 경우
3기	복강이나 림프절에 전이가 있는 경우
4기	복강 내를 벗어나 간이나 뇌, 폐 등에 전이된 상태

수술은 난소를 기본으로 자궁, 림프절 등 전이가 의심되는 부분을 모두 적출한다. 진행성 난소암의 경우에는 적출한 장기 조직을 검사해 암을 확진하고 병의 기간에 따라 추가 항암치료를 진행할 수도 있다.

최근에는 유전자 변이 여부에 따라 '파프(PARP) 억제제'라고 불리는 표적 치료제를 복용하는 요법을 유지하기도 한다. 나이가 젊고 조직 예후가 좋은 상황이면 가임력 보존을 위해 한쪽 난소만 절제하는 방향으로 수술을 할 수 있지만, 재발 위험성을 충분히 이해하고 면담한 뒤 결정해야 한다.

난소암은 수술을 받고 항암치료가 끝난 상태에서도 재발하는 경우가 많다. 이때 전신에 미세한 암세포가 있어 재발했다고 보고 항암치료가 중심이 된다. 하지만 재발한 병변의 위치 및 개수에 따라 먼저 수술을 하는 경우도 있다.

특히 치료 후에도 정기검진이 필수다. 병기 상태를 고려해 3~6개월 또는 6개월~1년 간격으로 정기검진을 한다. 이렇게 5년 동안 꾸준히 검사하고 재발이 없으면 보통 완치로 보고 있다. 하지만 환자에 따라서는 그 이후에도 1년에 한 번은 검진하는 경우도 있다.

민경진 고려대학교 안산병원 산부인과 교수는 "난소는 크기가 3~4㎝ 정도로, 수술 시 정상 조직을 최대한 보존해야 배란 기능과 정상적인 호르몬 분비를 유지할 수 있다. 초기 난소암으로 의심되면 수술 부위를 최소화하고 병변만 제거할 최소 침습 수술이 유리하다"고 조언한다.

배란 횟수가 적을수록 난소암 위험은 낮아지기 때문에 난소암 예방을 위한 경구용 피임약 복용이 고려되기도 한다. 25세 이하의 젊은 나이에 임신과 출산을 하고, 경구 피임약을 복용하고, 수유한 경우에는 난소암 발생이 30~60% 감소하는 것으로 알려졌다.

BRCA 유전자 돌연변이를 보유한 여성 등, 난소암 고위험군이면서 출산 계획이 없는 경우 예방적 난소 난관절제술을 시행할 수도 있다. 하지만 이런 피임약 복용과 수술에는 각종 부작용과 후유증의 위험이 있으므로 산부인과 전문의와 충분한 상담을 통해 진행하는 게 바람직하다.

난소암은 조기에 발견만 하면 완치율이 크게 올라간다. 암이 난소에 국한되고 1기인 경우 치료 시 5년 생존율이 90%가 넘는다.

따라서 성인 여성의 경우 자각 증상이 뚜렷하게 없어도 최소 1년에

1회 정도라도 산부인과를 찾아 정기적으로 검진을 받는 것이 난소암 예방과 치료에 도움이 된다.

난소암은 췌장암과 더불어 '침묵의 암'으로 불릴 만큼 초기 증상이 없고 한번 발생하면 사망률이 47%로 높다. 전문가들은 일정 연령대 이상부터는 정기검진 등을 통해 건강관리에 나설 것을 권고한다.

Q 난소암이란 무엇이며, 어떤 증상이 있나요?

A 난소에 발생하는 악성종양입니다. 초기에는 증상이 거의 없어 조기 진단이 어렵고 후기에 발견되는 경우가 많아 부인암 중에서도 생존율이 낮은 편입니다. 대표적인 증상으로는 소화불량, 복통, 헛배 부름, 비정상적인 질 출혈, 배에 단단한 덩어리 등이 있습니다.

Q 난소암은 누구에게 많이 발생하나요?

A 전체 암 환자 중 3% 정도를 차지하며, 폐경 이후 여성에게 많이 발생하지만, 최근에는 20대 젊은 여성에서도 발병률이 증가하는 추세입니다.

Q 난소암 치료 후에는 어떻게 해야 하나요?

A 난소암은 재발 가능성이 높기 때문에 치료 후에도 정기적인 검진을 받는 것이 중요합니다. 일반적으로 3~6개월 또는 6개월~1년 간격으로 검진을 받습니다. 5년 동안 꾸준히 검사하고 재발이 없으면 보통 완치로 판단하지만, 1년에 한 번은 검진하는 게 좋습니다.

06

백신으로 예방할 수 있는 '자궁경부암'

HPV가 자궁경부암을 유발하며 20세 이상은 1년에 한 번 검진해야 한다

●

| 의학 자문 인용 |

어경진 용인세브란스병원 산부인과 교수
이용재 연세암병원 산부인과 교수

　　매년 5월 세 번째 주가 되면 대한산부인과학회는 '퍼플리본 캠페인'을 진행한다. 학회에 소속된 산부인과 전문의들은 거리에 '닥터카페'를 만들어 산부인과 방문을 꺼리는 젊은 여성들에게 무료 상담을 해준다.

　이런 특별한 행사를 펼치는 이유는 이 한 주가 '자궁경부암 예방주간'이기 때문이다. 자궁경부는 말 그대로 자궁의 입구를 칭한다. 자궁의 입구에 암이 발생하는 것이 바로 자궁경부암이다.

　퍼플리본 캠페인의 이름도 자궁경부암과 관련이 있다. '퍼플리본'은 고귀함을 상징하는 퍼플(Purple, 보라색)과 여성의 자궁을 형상화한 리본(Ribbon)의 결합어다. 적극적으로 자궁경부암 예방 노력에 동참하자는 의미를 담고 있다.

산부인과 전문의들이 이토록 적극적으로 자궁경부암을 알리는 데는 그럴 만한 이유가 있다. 다른 암과는 달리 자궁경부암은 예방할 수 있는 암이기 때문이다. 다시 말해 자궁경부암을 일으키는 원인이 분명하다는 것이다.

어경진 용인세브란스병원 산부인과 교수는 "자궁경부암은 인유두종바이러스(HPV)가 세포의 변화를 일으키고, 이 변화된 세포가 암으로 진행되는 것으로 알려져 있다"고 말한다.

HPV는 주로 성 접촉으로 감염된다. 성생활을 하는 여성은 누구나 HPV에 노출될 수 있으며 평생 여성의 90% 이상이 한 번 이상 감염될 정도로 감기 바이러스처럼 흔하다. 감염 후 70~80%는 1~2년 이내에 자연적으로 사라지지만 발암성 고위험군 HPV의 감염이 지속되는 경우는 여러 전암 단계를 거쳐 자궁경부암으로 발전할 수 있다.

또한, 성 접촉이 없더라도 HPV로 인해 자궁경부암에 걸릴 수 있다. 이용재 연세암병원 산부인과 교수는 "성 접촉으로 인해 자궁경부에 상처가 나게 되면 HPV가 그 상처를 통해 침투해 암이 발생하는데, 일부에서는 그렇지 않은 경우에도 발생 가능성이 있다"며 "면역상태가 나쁘거나 흡연을 많이 하는 분들은 HPV에 감염될 수 있는 확률이 높다"고 말한다.

여성만이 가지고 있는 바이러스도 아니다. 어 교수는 "남성, 여성 상관없이 건강한 성인의 80~90%는 다 가지고 있는 바이러스"라고 말한다. 다행인 것은 자궁경부암 백신의 예방률이 거의 100%에 가깝다는 점이다.

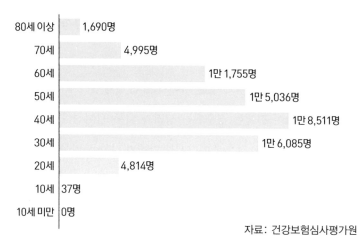

| 2023년 연령별 자궁경부암 환자 수 |

80세 이상	1,690명
70세	4,995명
60세	1만 1,755명
50세	1만 5,036명
40세	1만 8,511명
30세	1만 6,085명
20세	4,814명
10세	37명
10세 미만	0명

자료: 건강보험심사평가원

이 교수는 "발암성 고위험군 HPV인 16형과 18형은 예방접종을 했다면 거의 100%의 예방 확률이 있고, 재감염이 됐거나 다른 바이러스에 감염이 됐더라도 백신을 다시 맞으면 암 발생 위험이 낮아지는 결과들이 있다"고 말한다.

더불어 HPV 백신은 남성도 맞는 것이 좋다. 이 교수는 "남성들의 경우 자궁경부암을 유발하는 HPV도 있지만 곤지름(음부 사마귀)이 발생활 수 있기 때문에 백신 접종을 권고하고 있다"고 말한다.

그러면서 "자궁경부암은 백신을 통해서 얼마든지 암을 예방할 수 있고 위험성을 많이 낮출 수 있어 백신을 맞는 것도 중요하지만 국가 암 검진을 꾸준하고 성실하게 받는 것도 중요하다"면서 "검진에서 이상 소견이 있거나 이상세포가 발견된 경우에는 꼭 추가 검진을 해봐야 한다"고 당부한다.

만약 예방접종과 검진을 제대로 받지 않아 자궁경부암으로 진행됐다면 증상이 발견된 즉시 병원을 찾아야 한다.

어 교수는 "가장 흔한 증상은 생리가 아닌 상황에서 발생하는 질 출혈"이라며 "암이 진행한 경우에는 생리가 너무 길어진다거나 생리가 멈추지 않기도 하고, 경우에 따라서는 악취가 나는 분비물이 대량으로 나오기도 해 이런 증상들이 나타날 경우 자궁경부암을 한 번쯤 의심하고 병원에 방문할 필요가 있다"고 조언한다.

이어 "대한부인종양학회에서는 20세 이상 건강한 여성들에게 1년에 한 번씩 꼭 자궁경부 세포 검사를 받도록 권유하고 있다"며 "이 검사에서 이상이 있으면 조직검사를 할 수 있고, 여기서 암이 발견되는 경우가 대부분이기 때문에 꼭 건강한 여성들은 1년에 한 번씩 산부인과를 방문해 자궁경부 세포 검사를 받아야 한다"고 강조한다.

Q 자궁경부암이란 무엇인가요?

A 자궁경부암은 자궁의 입구 부분에 발생하는 암입니다. 인유두종바이러스(HPV) 감염이 주요 원인이며, 성생활을 하는 여성은 누구나 HPV에 노출될 수 있습니다. 다행히 자궁경부암은 백신 접종과 정기적인 검진을 통해 예방 및 조기 발견이 가능합니다.

Q HPV란 무엇인가요?

A HPV는 인유두종바이러스의 약자로, 주로 성 접촉을 통해 전파되는 바이러스입니다. 평생 여성의 90% 이상이 한 번 이상 HPV에 감염됩니다. HPV는 남성, 여성 모두에게 영향을 미치는 바이러스로 건강한 성인의 80~90%는 다 가지고 있는 바이러스입니다.

Q HPV 백신은 얼마나 효과적인가요?

A HPV 백신은 매우 효과적입니다. 특히, 자궁경부암 유발 가능성이 높은 HPV 16형과 18형에 대한 예방접종은 거의 100%에 가까운 예방률을 가지고 있고, 재감염이 됐거나 다른 바이러스에 감염이 됐더라도 백신을 다시 맞으면 암 발생 위험이 낮아지는 결과들이 있습니다.

제4장

의심하면
보이는
질환들

01
스마트폰이 뿌옇게 보이면 '백내장' 신호

노안으로 혼동해 치료 시기를 놓치면
실명할 위험이 있다

•

| 의학 자문 인용 |

차흥원 김안과병원 각막센터 전문의

50대 이상 성인 2명 중 1명에게 발병할 정도로 흔한 백내장은 초고령사회 진입을 앞둔 우리나라에서 눈여겨봐야 할 질환이다.

백내장의 주요 원인은 연령 증가에 따른 눈의 노화다. 백내장은 우리 눈의 카메라 렌즈 역할을 하는 수정체가 뿌옇게 혼탁해지는 것으로 안개가 낀 듯 눈앞이 흐려 보이는 게 주 증상이다.

백내장은 시야가 뿌옇게 변하는 초기 증상이 노안 증상과 매우 비슷하고 50대에 발병 위험률이 높아지는 점도 노안과 유사해 혼동하기 쉽다. 실제로 국내 환자 10명 중 7~8명이 백내장 발병 사실에 대해 알지 못하고 있다는 연구 결과도 있다.

차흥원 김안과병원 각막센터 전문의는 "앞이 뿌옇게 보이는 증상이 나타나면 대개 자연스러운 노화 현상 중 하나라고 판단하기 쉽다"며 "백내장을 노안으로 착각하지 않도록 특히 주의해야 한다"고 말한다.

그렇다면 노안과 백내장은 어떻게 구분할 수 있을까? 노안은 가까운 거리의 물체가 잘 보이지 않지만, 백내장은 가까운 거리 물체와 먼 거리 물체 모두 잘 보이지 않는다는 차이가 있다.

차 전문의는 "백내장을 노안으로 여겨 방치하고 치료 적기를 놓칠 경우, 심하게는 실명으로 이어질 수 있다"고 강조한다. 따라서 50대 이상이라면 1년에 한 번씩 정기적인 안과 검진을 통해 질환 유무를 진단받는 게 중요하다.

백내장의 치료 방법은 약물요법과 수술요법이 있다. 초기에 안약이나 먹는 약으로 치료하면 백내장 진행 속도를 늦출 수 있으나 진행을 완전히 멈추게 하거나 눈을 원래 상태로 되돌리기는 어렵다.

차 전문의는 "백내장의 근본적 치료는 혼탁해진 수정체를 제거하고 인공수정체를 삽입하는 수술 치료다. 백내장 증상으로 인해 일상생활에 불편함을 느끼면 수술 치료가 권고된다"고 설명한다.

백내장 치료용 인공수정체는 단초점, 다초점, 연속초점, 난시 교정용 인공수정체 등 다양하다. 단초점 인공수정체는 보편적으로 사용되는 인공수정체로 초점이 1개로 고정돼 주로 먼 거리 시력을 교정한다. 부작용 위험이 상대적으로 적지만, 가까운 물체를 보기 위해 돋보기안경을 써야 한다.

다초점 인공수정체는 초점이 여러 개라 먼 거리, 중간 거리, 가까운 거리 시력을 모두 교정해 준다. 그중에서도 연속초점 인공수정체는 가까운 거리부터 먼 거리까지 초점이 연속돼 시야의 끊김 현상이 없다고 차 전문의는 설명한다.

환자에게 가장 적합한 인공수정체를 선택하기 위해서는 환자의 평소 주 시력, 눈 모양, 눈 건강 상태, 연령, 직업, 생활 패턴 등을 다양하게 고려해야 한다. 만약 환자가 평소 운전을 많이 하는 직업에 종사하는 사람이라면 먼 거리의 신호등과 교통 표지판, 중간 거리의 내비게이션을 잘 볼 수 있게 해주는 '중간 거리 시력 교정용 인공수정체'를 권한다.

또한 스마트폰 사용이 잦은 환자라면 다초점이나 연속초점 인공수정체를 통해 백내장 치료와 노안을 동시에 교정하는 치료법을 고려할 수 있다.

차 전문의는 "최근에는 먼 거리와 중간 거리, 그리고 스마트폰을 사용하는 약 33㎝ 정도의 근거리 시력까지 교정할 수 있는 인공수정체가 등장했다"고 말한다.

이 인공수정체는 돋보기안경 없이 스마트폰 사용을 원하는 환자들에게 관심을 받고 있다. 이 밖에도 환자 삶의 질을 높일 다양한 인공수정체가 나오고 있다.

차 전문의는 "의료진과의 면밀한 상담을 통해 환자의 평소 라이프 스타일을 고려한 인공수정체를 선택하는 게 치료 후 만족도를 높일 방법"이라고 조언한다.

| 백내장 vs. 노안 |

구분	백내장	노안
구분시력 저하 대상	가까운 거리와 먼 거리 물체 모두	가까운 거리 물체만
진행 속도	점진적	비교적 느림
증상	안개가 낀 듯 시야가 흐려짐, 눈부심, 야간 시력 저하, 복시	가까운 글씨가 잘 보이지 않음, 눈의 피로
치료 방법	약물치료, 수술치료	안경 교정, 콘택트렌즈 착용

Q 백내장이란 무엇이며, 주요 증상은 무엇인가요?

A 눈의 카메라 렌즈 역할을 하는 수정체가 뿌옇게 흐려지는 질환입니다. 50세 이상 성인 2명 중 1명에게 발병하는 매우 흔한 질환입니다. 주요 증상은 안개가 낀 듯 시야가 흐려지는 것이며, 초기에는 노안 증상과 유사하여 혼동하기 쉽습니다.

Q 노안과 백내장의 주요 차이점은 무엇인가요?

A 노안은 가까운 거리의 물체가 잘 보이지 않지만, 백내장은 가까운 거리와 먼 거리 물체 모두 잘 보이지 않는다는 차이점이 있습니다. 백내장을 노안으로 오인하고 치료 적기를 놓칠 경우 심각하게는 실명으로 이어질 수 있다는 점을 주의해야 합니다.

Q 백내장 치료용 인공수정체 종류는 어떤 것들이 있나요?

A 백내장 치료용 인공수정체는 크게 단초점, 다초점, 연속초점, 난시 교정용 인공수정체 등으로 나뉩니다. 백내장 인공수정체를 선택할 때는 환자의 평소 주 시력, 눈 모양, 눈 건강 상태, 연령, 직업, 생활 패턴 등을 다양하게 고려해야 합니다.

심한 어지럼증 지속되면 '전정신경염'

전정신경염의 새 발병 원인으로 자가면역이상이 지목된다

•

| 의학 자문 인용 |

심현준 의정부을지대학교병원 이비인후과 교수
이선욱 고려대학교 안암병원 신경이안과 연구소 신경과 교수
장영수 인제대학교 상계백병원 이비인후과 교수

일상생활 중 어지럼증이 나타나면 빈혈 때문이라고 생각하기 쉽다. 하지만 증상에 따라 빈혈과는 다른 질환이 원인일 수 있어 주의가 필요하다.

어지럼증을 대수롭지 않게 여기는 경우가 많지만 심하게 겪는 이들은 두려움에 떨기도 한다. 마치 놀이동산 회전의자를 계속 타고 있는 것 같은 느낌을 받는다는 이들도 있다.

어지럼증은 실신할 것 같은 느낌, 힘 빠짐, 균형감 소실, 불안정함을 느끼는 상태다. 특히 자신이나 주변이 회전하는 느낌이 있으면 현기증이라고 하는데, 어지럼증의 약 50%는 현기증이다. 메스꺼움을 동반할 때도 있고 서 있기 힘들 정도로 몇 초, 심하면 며칠간 지속되기도 한다.

심한 어지러움이 수분 이상 지속된다면 반드시 병원 진료로 원인을 따져야 한다는 게 이비인후과 의료진들의 조언이다. 누워 지내고만 있을 일이 아니라는 의미다.

장영수 인제대학교 상계백병원 이비인후과 교수는 "감염 후 일정 기간이 지났음에도 지속적인 어지럼증, 특히 회전성 어지럼증이 동반된다면 반드시 전정기능검사를 받아 전정기능 이상 여부를 평가하는 것이 필요하다"며 "동반된 두통이 있을 경우 적극적인 치료를 통해 만성적인 어지럼증이 발생하지 않도록 해야 한다"고 설명한다.

의료계에 따르면, 귀 깊은 곳, 균형을 잡을 수 있게 도와주는 평형 기관이 있다. 이 평형 기관의 전정과 반고리관으로부터 감각을 받아들일 신경이 전정신경이다. 전정신경 등에 염증이 발생해 심한 어지러움과 메스꺼움을 느끼고 균형 잡기가 힘들어지는 질환이 '전정신경염'이다.

전정신경염은 갑자기 주변이 계속 빙빙 돌거나 물체가 흔들리는 듯한 심한 어지러움이 발생한다. 제대로 걷기 힘들며 메스꺼움과 구토, 오한 등도 동반한다. 마치 놀이동산의 회전의자를 며칠간 계속 타고 있는 것과 같은 느낌이라고 한다. 짧게는 며칠 지나 호전될 수 있고 길게는 수주에서 수개월간 어지럼이 지속된다.

심현준 의정부을지대학교병원 이비인후과 교수에 따르면, 의료진이 전정신경염을 진단할 때는 심한 어지러움이 다른 원인으로 인해 발생한 게 아닌지 확인한다. 계속되는 어지러움의 원인은 뇌졸중이나 뇌출혈 같은 뇌혈관질환일 수 있고, 메니에르병이나 만성 중이염 같은 다른 이비인후과질환일 수도 있어서다.

심 교수는 "심한 어지러움이 수분 이상 지속된다면 반드시 병원에서 원인을 찾아야 한다"고 강조한다.

| 연령별 어지럼증 발생 현황 |

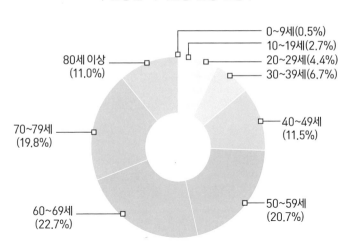

0~9세(0.5%)
10~19세(2.7%)
20~29세(4.4%)
30~39세(6.7%)
40~49세(11.5%)
50~59세(20.7%)
60~69세(22.7%)
70~79세(19.8%)
80세 이상(11.0%)

자료: 건강보험심사평가원

발병 초기에는 눈의 움직임이 진단에 이용된다. 전형적인 전정신경염은 말더듬, 안면 마비, 하지 마비 등 다른 신경 증상이 없다. 진찰만으로도 뇌질환과 구분할 수 있다.

치료의 경우 발병 초기 급성기에는 어지러움, 메스꺼움, 구토가 심하므로 이를 억제할 진정제 등을 적극 투여한다. 증상이 호전되면 가급적 진정제를 사용하지 않고 걷기와 요가 등 가벼운 활동을 권유한다.

| 전정신경염 주요 증상 |

- 갑자기 주변이 계속 빙빙 돈다.
- 물체가 흔들리는 듯한 심한 어지러움이 발생한다.
- 제대로 걷기 힘들다.
- 메스꺼움과 구토, 오한 등이 동반된다.
- 놀이동산의 회전의자를 며칠간 계속 타고 있는 느낌이다.
- 어지럼증이 짧게는 며칠, 길게는 수주에서 수개월간 지속된다.

또한, 전정재활운동을 병행할 수도 있다. 재활운동은 적응훈련과 대치훈련으로 구분된다.

적응훈련은 볼펜 등 물체를 눈높이에 맞추고 상하좌우로 움직이며 바라보는 동작과 물체는 상하좌우로 움직이면서 시선은 반대 방향으로 바라보는 동작이 있다.

대치훈련은 눈을 뜨고 감은 상태에서 고개를 상하좌우로 움직이며 천천히 걷는 동작이다. 균형을 잃고 넘어질 수 있어 손을 뻗으면 잡을 수 있는 시설물이 가까운 곳에 있어야 한다.

심 교수는 "증상이 나아지면서 신체활동을 빨리 시작하게 되면 몸의 평형 기능의 적응과 회복, 어지러움 극복을 촉진할 수 있다"고 말한다.

필요 이상으로 오래 진정제를 투여하면 어지러움이 더 오래 이어질 수도 있고 회복기는 환자의 나이와 상태에 따라 최대 수주가 걸리기도 한다고 심 교수는 설명한다.

그러면서 "적절한 치료에도 불구하고 수개월 이상 어지러움이 지속되는 경우에는 꾸준한 전정재활치료가 회복에 도움을 준다"고 덧붙인다.

전정신경에 염증이 생기는 원인은 불명확했는데 최근 국내 연구진이 새로운 원인으로 '자가면역 이상'을 제시해 눈길을 끈다. 고려대학교 안암병원 신경이안과 연구소는 전정신경에 발현된 'GQ1b강글리오사이드 자기항원'에 대한 면역 반응이 전정신경염의 발생과 연관이 있음을 확인했다.

강글리오사이드 항원은 사람의 전정신경을 포함한 중추신경계와 다양한 뇌신경 전반에 걸쳐 분포해 있다. 항강글리오사이드 항체는 신경 세포막 사이 존재하는 강글리오사이드 세포를 공격해 여러 신경학적 증상을 일으키는 것으로 알려졌다.

연구팀은 2019~2023년 급성 어지럼이 발현돼 병원에 내원한 105명의 전정신경염 환자 데이터를 분석했다. 그중 11%의 환자들은 항강글리오사이드 항체가 양성으로 확인됐으며, 항체가 없는 환자들에 비해 양측 전정신경의 기능이 동시에 손상된 양상이 33%에서 관찰됐다.

치료와 함께 시간이 지나면서 대부분의 환자에서 항체는 음전됐으며 환자들의 전정신경 기능 이상도 정상으로 회복되는 것을 연구팀은 관찰했다. 연구의 책임저자인 이선욱 신경과 교수는 "급성 어지럼이 환자에게 막대한 불편감을 끼치는 반면 조기 진단은 어려워 환자 개인과 사회에 많은 자원을 고갈시킨다"고 말한다.

또한 "어지럼으로 고통받는 환자에게 미약하나마 도움이 되길 바란다"며 "임상적으로 자가면역과의 연관성을 확인한 만큼 이를 치료에 적용할 후속 연구를 진행할 것"이라고 설명한다.

Q 전정신경염이란 무엇이며, 어떤 증상이 있나요?

A 귀에 위치한 전정기관과 뇌를 연결하는 전정신경에 염증이 생기는 질환으로, 갑작스럽고 심한 어지럼증, 메스꺼움, 구토, 균형 감각 장애가 주요 증상입니다.

Q 전정신경염의 원인은 무엇인가요?

A 최근 연구에서는 자가면역 반응이 원인 중 하나로 제시되고 있습니다. 자가면역 반응이란 자신의 몸의 조직을 공격하는 항체가 생성되는 현상으로, 이로 인해 전정신경에 염증이 생기는 것으로 추측됩니다.

Q 전정신경염은 어떻게 진단하고 치료하나요?

A 환자의 증상과 신체검사, 눈의 움직임 검사를 통해 이루어집니다. 뇌졸중이나 뇌출혈과 같은 다른 질환을 배제하기 위해 CT나 MRI 촬영을 추가적으로 실시하기도 합니다. 치료는 발병 초기에는 어지럼증, 메스꺼움, 구토를 완화하는 약물치료를 중심으로 진행됩니다. 증상이 호전되면 걷기, 요가 등 가벼운 운동과 전정재활 운동을 통해 균형 감각 회복을 돕습니다.

03

화사한 봄날 무기력감 들면 '우울증'

스프링 피크 발생 증상이 의심되면 즉시 병원을 찾아야 한다

•

| 의학 자문 인용 |

장진구 명지병원 정신건강의학과 교수
한규만 고려대학교 안암병원 정신건강의학과 교수

봄철, 이유 없이 무기력해지고 우울해지는 사람들이 있다. 보통 '봄을 탄다'며 가볍게 넘기기 쉽지만, 증상이 2주 이상 지속되면 '계절성 우울증'을 의심해 보고 의료진 도움을 받는 게 좋다.

정신건강의학과 의료진들에 따르면, 1년 중 자살률이 가장 높은 계절이 봄(3~5월)이다. 봄철 자살률이 오르는 건 전 세계 공통적인 현상으로 이를 '스프링 피크(Spring Peek)'라고 부른다.

국가통계포털(KOSIS) 자료를 봐도 최근 3년간 자살률이 가장 높았던 시기는 2021년 3월, 2022년 4월, 2023년 5월이었다. 스프링 피크의 원인에 대해서는 명확히 밝혀진 바 없지만 봄철 우울증과 연관된 것으로 분석된다.

　건강보험심사평가원 통계를 보면, 우울증 환자는 2018년 약 75만 명에서 2022년 약 100만 명으로 33%로 급증했으며, 같은 기간 불안장애 환자도 약 69만 명에서 약 87만 명으로 26% 늘었다.

　의학계에서는 입학·졸업·취업 등 사회적인 변화나 봄을 만끽하는 사람들과 자신을 비교하며 느끼는 상대적 박탈감 등이 우울증은 물론 '자살 생각'을 키운다고 보고 있다. 우울증이 생기면 침울한 기분이 비정상적으로 오랫동안 회복되지 않는다. 침울한 기분은 쓸쓸함, 슬픔, 불안, 절망, 허무, 답답함, 초조함 등의 감정으로 표현된다.

　누구나 우울할 수 있다는 통념 때문에 방치될 수 있으나 조기 진단과 재발 방지 치료가 핵심인 질환이어서 증상이 의심되면 망설이지 말고 병원을 찾아야 한다.

　장진구 명지병원 정신건강의학과 교수는 "봄은 1년 중 자살률이 가장 높은 시기라 적극적인 정신건강 관리가 필요하다"며 "정신건강 관리는 자신의 상태를 인정하는 것에서 시작된다"고 말한다.

　장 교수는 "우울·불안은 누구에게나 찾아올 수 있는 마음의 병인 만큼 먼저 환자 스스로 벗어나려는 강력한 의지가 요구된다"고 당부한다.

　우울증의 치료법에는 생활습관의 개선, 약물치료, 심리치료가 있다. 약물치료는 환자 증상, 약물의 부작용, 과거 약물치료에 대한 반응, 처방 비용 등을 고려한다. 항우울제를 복용하더라도 치료 효과는 투여 직후가 아닌 약 2주 뒤에 나타나기 때문에 쉽게 포기하거나 실망하지 않고 꾸준히 투약하는 게 중요하다.

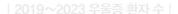

| 2019~2023 우울증 환자 수 |

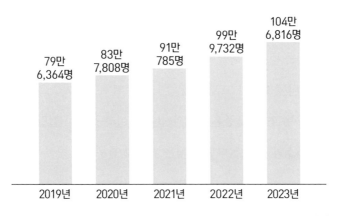

자료: 건강보험심사평가원

심리치료로는 인지행동치료(CBT)를 진행한다. 환자의 부정적인 사고 패턴을 인식하고 수정하면서 건강한 행동으로 변화를 촉진해 증상을 개선한다.

약물치료가 어렵거나 거부감을 보이는 환자를 위해 뇌 국소자극 기기를 이용한 치료도 활발하다. 대표 치료법으로 경두개자기자극술(TMS)이 있다. 이 방법은 자기장을 발산하는 헬멧을 착용해 뇌의 신경 활동, 전전두엽 피질을 활성화하고 도파민과 세로토닌 등의 분비를 북돋는 원리다.

이 밖에도 심리교육을 받거나 햇볕을 충분히 받을 야외 활동, 규칙적인 운동, 건강한 식습관, 충분한 휴식과 수면 등의 생활방식을 유지하면 우울·불안 증상을 줄일 수 있다. 다만, 갑작스러운 일상 변화는 오히려 독이 될 수 있어 점진적인 변화를 권장한다.

한규만 고려대학교 안암병원 정신건강의학과 교수는 "우울증 예방을 위해서는 평소 신뢰할 수 있는 가족이나 가까운 지인 간의 대화 등 상호작용이 중요하다"고 말한다.

한 교수는 또 "우울증은 감기와 같은 병이라 누구나 걸릴 수 있다. 기분이 평소와 같지 않다면 언제든 편하게 전문의를 찾아야 한다"고 당부한다.

이어 "특히 봄에는 시기적 특성상 타인과 자신을 비교하며 비관하는 경우가 많은데, 그보다 자신의 현재에 집중하는 게 중요하다"고 부연한다.

장 교수도 "주변에서는 환자를 탓하기보다 지지와 지원으로 일상생활로의 복귀를 도와야 하며, 사회적으로는 청년의 어려움에 귀 기울이고 관련 정책이나 지원기관의 연계가 시급하다"고 전한다.

Q 봄철에 우울해지는 이유는 무엇인가요?

A 겨울철에 비해 급격히 늘어나는 일조량은 생체 리듬 변화를 일으켜 호르몬 불균형을 초래할 수 있습니다. 봄은 새 학기 시작, 졸업, 취업, 인사 이동 등 사회적 변화가 많은 계절이라 스트레스를 유발하고 적응 어려움을 초래하여 우울증 발병 위험을 높입니다. 봄을 즐기는 사람들과 자신을 비교하며 느끼는 상대적 박탈감은 열등감과 무가치함을 느끼게 할 수 있습니다.

Q 봄철 우울증의 증상은 무엇인가요?

A 우울증이 생기면 침울한 기분이 비정상적으로 오랫동안 회복되지 않아 쓸쓸함, 슬픔, 불안, 절망, 허무, 답답함, 초조함 등의 감정으로 표현됩니다. 누구나 우울할 수 있다는 통념 때문에 방치될 수 있으니 조기 진단과 재발 방지 치료가 중요합니다.

Q 봄철 우울증을 예방하기 위해서는 어떻게 해야 하나요?

A 규칙적인 생활습관, 생체 리듬 안정, 스트레스 관리, 충분한 휴식, 긍정적인 사고방식 유지, 자신감 함양 등이 중요합니다. 또한 가족, 친구, 지인들과의 소통을 통해 사회적 지지를 확보합니다. 우울증 증상이 의심되면 즉시 전문가의 도움을 받습니다.

04
아침마다 허리 뻣뻣하면 '강직성 척추염' 의심

디스크 등과 증상이 비슷해서 치료 시기를 놓치기 쉽다

•

| 의학 자문 인용 |

김재민 가톨릭대학교 인천성모병원 재활의학과 교수
박진수 국민건강보험 일산병원 류마티스내과 교수
임미진 인하대학교병원 류마티스내과 교수

아침에 자고 일어난 뒤 허리의 뻣뻣함이 30분 이상 계속되고 움직여야 통증이 서서히 사라진다면 강직성 척추염이 원인일 수 있다. 척추에 염증이 생기고 점차 뻣뻣하게 굳는 만성 염증성 질환이다. 중·장년층에 빈발하는 다른 척추질환과 달리 젊은층에서 나타난다.

김재민 가톨릭대학교 인천성모병원 재활의학과 교수는 "디스크나 근육통과 달리 움직일수록 통증과 뻣뻣함이 좋아질 것"이라며 "별다른 움직임이 없었는데도 허리와 골반 주변이 자주 뻣뻣하게 느껴지고 아프면 강직성 척추염을 의심해 볼 수 있다"고 밝힌다.

강직성 척수염의 국내 환자는 계속 늘어나고 있다. 국민건강보험공단 진료 데이터에 따르면, 지난 2020년 강직성 척추염으로 병원을 찾은 환자는 4만 8,261명으로 2016년 4만 64명보다 20.5% 증가했다. 2020년 기준 남성 환자(3만 4,891명)가 여성 환자(1만 3,370명)보다 2~2.5배가량 많다.

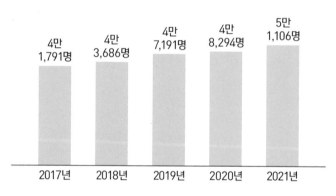

| 2017~2021 강직성 척추염 환자 수 |

자료: 국민건강보험공단

박진수 국민건강보험 일산병원 류마티스내과 교수는 "여성보다 남성이 증상도 심하고 발병 시기도 2~3년 정도 더 빠른데 그 이유는 밝혀져 있지 않다. 유전적 요인뿐 아니라 성호르몬과 연관성이 있을 것으로 보고 있다"고 설명한다.

실제 환자들에게서 다른 사람에게는 잘 나타나지 않는 유전인자 'HLA-B27'이 나타난다. 다만 이를 가졌어도 반드시 강직성 척추염이 발생하지는 않고 양성인 1~2%에서만 발병한다.

박 교수는 "HLA-B27 양성 정도에 따라 국가별 유병률의 차이가 있다"면서도 "유전적 요인만으로 발생 원인을 모두 설명할 수 없으며 세균, 외상, 스트레스, 호르몬 등의 요인이 영향을 준다고 추정하고 있다"고 부연한다.

강직성 척추염은 척추나 천장관절 주변 염증으로 시작돼 뼈와 뼈가 만나 움직임을 담당하는 관절을 사라지게 해, 움직임에 심한 제한을 발생시킨다. 시간이 지날수록 곱추와 같이 등이 굽어지는 자세의 변형을 보이며 심해질 경우 심호흡이 어려워지고 일상생활에도 큰 지장이 생길 수 있기 때문에 조기 치료가 필요하다.

공단 진료 데이터(전체 인원 4만 8,261명)로 연령대별 진료 인원을 살펴보면, 40대가 24.7%(1만 1,916명)로 가장 많았고 30대가 20.5%(9,884명), 50대가 18%(8,685명) 순이었다. 남성의 경우는 40대가 차지하는 비율이 25.9%로 가장 높았고 여성 역시 40대가 가장 많았다.

증상은 개인마다 차이가 있는데 가장 흔한 것은 허리통증이다. 증상 초기에는 통증이 허리 아래쪽이나 엉덩이 부위에서 천천히 시작되고 아침에 일어날 때 뻣뻣한 '아침 강직'이 동반된다. 척추 외에 엉덩이, 무릎, 어깨에도 발생할 수 있다.

약물치료에는 비스테로이드 소염제가 우선 사용되고, 이에 반응이 없고 증상이 이어질 때는 '종양괴사인자(TNF)-알파 억제제'라는 생물학적 주사제로 치료한다. 병의 원인이 되는 TNF-알파 작용을 차단해 염증을 치료하기 때문에 통증을 빠르게 호전시켜 준다.

치료 효과를 높이기 위해서는 약물치료와 운동을 병행하는 게 좋다. 운동은 자세를 유지할 수 있도록 관절의 운동 범위 내에서 하는데 꾸준한 스트레칭, 수영, 자전거 타기 등이 권장된다.

| 강직성 척추염 자가 진단 |

- ☐ 40세 전에 허리나 엉덩이에 통증이 시작됐다.
- ☐ 허리나 등의 통증이 점점 심해졌다.
- ☐ 휴식이 아니라 운동을 하면 통증이 개선됐다.
- ☐ 밤에 자다가 등이나 허리의 통증 때문에 깬 적이 있다.
- ☐ 허리나 등 통증 외에 사지 말초 관절 부분에 통증이 동반된다.
- ☐ 안구 통증과 출혈이 발생하는 포도막염을 경험했다.
- ☐ 아킬레스 인대 부분에 통증이 있다.

※ 위 질문에서 4개 이상 해당할 경우 강직성 척추염이 의심된다.

허리가 아파도 단순 근육통이나 디스크, 생리통 등으로 오인해 병을 키우거나 치료 시기를 놓치곤 한다. 대한류마티스학회에 따르면, 환자들이 진단받는 데까지 평균 21개월 걸릴 정도로 생소한 질환이다.

김 교수는 "치료하지 않고 방치할 경우 척추 아래쪽에서 시작된 증상과 통증이 상부로 점차 진행되고, 결국 척추 변형과 강직 현상이 나타난다"며 "일상적으로 몸을 앞이나 옆으로 구부리거나 뒤쪽으로 젖히는 동작까지 어렵게 된다"고 강조한다.

여러 전문가는 "예방할 수는 없지만 조기에 진단받고 적절히 치료받아 병의 진행을 지연시켜 합병증을 막아야 한다"고 강조한다. 강직성 척추염은 염증성 질환이어서 눈의 포도막염, 염증성 장염, 피부의 건선, 드물게는 심장판막질환이 나타날 수 있다.

류마티스학회는 강직성 척추염의 조기 발견과 치료를 놓칠 경우 척추가 '1자'로 굳을 수 있다는 경각심을 국민들에게 전달하고자 매년 11월 첫 번째 금요일을 '강직성 척추염의 날'로 정해 국민 인식을 높이고 있다.

학회는 26개 병원 환자 909명을 대상으로 지난달 설문조사를 진행하고, 이를 최근 공개했다. 환자들은 치료에 가장 필요한 점으로 MRI(자기공명영상) 촬영에 대한 급여 적용(62.4%), 운동·생활관리 교육(47.1%), 기존 치료제로 교체 시에도 급여 적용(40.3%) 등을 꼽았다.

조사를 진행한 임미진 인하대학교병원 류마티스내과 교수는 "조기 진단 및 합병증 조기 발견을 위해 MRI 급여 적용 확대가 필요하다"며 "보험 규정에서는 기존 약제로 재교체 시 급여를 인정하지 않아 환자들이 어려움을 겪고 있으므로 이에 대한 정책 개선을 기대한다"고 말한다.

허리에 통증과 뻣뻣함을 일으키는 강직성 척추염에는 침 등 한방 치료를 병행하는 것이 증상을 완화하는 데 도움이 되는 것으로 나타났다. 오메가3 등 염증을 완화하는 제품을 복용하면 강직성 척추염을 치료하는 데 도움이 되는 반면 설탕이나 유제품은 염증을 유발해 증상을 악화시킬 수 있다.

증상을 완화하기 위해서는 소염진통제, 근이완제, 스테로이드 주사제, 항류마티스제, 생물학적 제제 등을 활용하면 큰 도움을 받을 수 있지만 장기적인 사용은 소화 장애, 졸음, 힘줄 약화, 감염 등 또 다른 증상을 유발할 수 있어 주의해야 한다. 침 치료, 약침 치료, 추나요법, 한약 치료 등의 복합적인 한의치료를 병행하면 신체 기능이 개선되고 몸이 정상화되는 데에 도움을 받을 수 있다.

Q 강직성 척추염이란 무엇이며,
주요 증상은 무엇인가요?

A 강직성 척추염은 척추에 염증이 생기고 점차 뻣뻣하게 굳는 만성 염증성 질환으로, 아침에 일어난 후 30분 이상 지속되는 허리 뻣뻣함과 통증, 움직일수록 호전되는 통증이 주요 증상입니다.

Q 강직성 척추염의 발병 원인은 무엇인가요?

A 강직성 척추염의 정확한 발병 원인은 아직 밝혀지지 않았습니다. 하지만, 유전적 요인과 관련이 있을 것으로 추측되며, 특히 'HLA-B27'이라는 유전자를 가진 사람들에게 많이 나타납니다. 또한, 세균, 외상, 스트레스, 호르몬 등의 요인이 영향을 미칠 수 있다고 추정합니다.

Q 강직성 척추염은 어떻게 치료하나요?

A 약물치료는 비스테로이드 소염제가 우선 사용되고, 이에 반응이 없고 증상이 이어질 때는 생물학적 주사제로 치료합니다. 치료 효과를 높이기 위해서는 약물치료와 운동을 병행하는 게 좋습니다. 운동은 자세를 유지할 수 있도록 관절의 운동 범위 내에서 하는데 꾸준한 스트레칭, 수영, 자전거 타기 등이 권장됩니다.

05

최근 일만 유독 가물가물하면 '치매' 초기 신호

가장 흔한 알츠하이머는 비정상 단백질 축적이 원인이다

•

| 의학 자문 인용 |

이학영 강동경희대병원 신경과 교수

"알츠하이머로 인한 기억장애는
최근 일부터 예전 일 순서로 장애가 발생한다.
뇌 입구가 망가져 새롭게 만들어진 기억이
입구로 들어가지 못하는 것이다."

옛날 일들은 잘 기억하는데 최근 일은 전혀 기억하지 못한다면 알츠하이머 초기 증상일 가능성이 있다. 알츠하이머는 우리나라 노인 인구 10명 중 1명이 겪는 '치매'를 일으키는 가장 흔한 퇴행성 뇌질환이다.

이학영 강동경희대병원 신경과 교수에 따르면 가장 대표적인 증상은 기억장애다. 기억장애는 알츠하이머 초기에 영향을 받는 뇌 부분이 기억저장의 입구 역할을 하고 있어 나타나는 증상이다.

알츠하이머로 인한 기억장애는 최근 일부터 예전 일 순서로 장애가 발생한다. 뇌가 건강했을 때 뇌 안으로 들어간 과거 기억들은 영향을 받지 않고 새롭게 만들어진 기억은 입구가 망가져 들어가지 못하는 것이다. 하지만 병이 진행되면 결국 과거 기억도 손상돼 기억력 외의 다른 뇌 기능들도 제대로 기능하지 못하게 된다.

다만, 알츠하이머로 인한 기억장애와 노화로 인한 건망증은 다르다. 이 교수는 "건망증이라고 부르는 기억장애가 정상적인 노화에 의한 것인지 병에 의한 것으로 봐야 하는 것인지를 구분하는 것이 필요하다. 모든 사람이 정밀 검사를 받아야 하는 것은 아니지만, 6개월 이상 악화하면 신경과 전문의를 찾아 상의해 보는 것이 필요하다"고 설명한다.

알츠하이머 발병 원인 중 가장 중요하게 거론되는 것은 뇌 안에 비정상 단백질인 '베타아밀로이드(βA) 단백질'이 과도하게 쌓여 뇌세포에 영향을 준다는 것이다. βA가 너무 많이 만들어지면서 뇌세포 간의 연결고리를 끊고 뇌세포를 파괴하면서 치매 증상이 나타난다. 증상이 생기기 15~20년 전부터 시작해 오랜 기간에 걸쳐 광범위한 뇌의 손상이 진행돼 치매로 이어진다.

알츠하이머 외에도 특정 부위의 뇌가 퇴행성 변화를 보이는 다른 뇌질환이나 뇌혈관질환 또는 영양소 결핍, 호르몬 이상, 감염 등에 의해서도 치매가 발생할 수 있다.

치매 원인을 유추해 볼 수 있는 움직임은 동작이 느려지거나 손이나 다리가 일정한 속도로 떨리는 증상(파킨슨병), 몸 일부나 전체가 깜

짝깜짝 놀라는 근육간대경련, 팔이나 다리가 원하지 않게 불규칙하게 움찔거리는 무도증 등이다.

그 밖에 간이나 신장 기능 저하로 치매 증상이 나타나거나 약물 중독으로 팔이나 다리의 힘이 빠져 자세를 유지하지 못하고 툭툭 떨어질 수 있다. 또 뇌경색이나 뇌출혈이 원인인 경우, 말이 어눌하거나 한쪽 편의 팔과 다리에 근력이 약하거나 뻣뻣한 이상이 동반되기도 한다.

아밀로이드 단백질이 있다고 모두 알츠하이머 치매 증상이 나타나는 것은 아니다. 치매 예방을 위한 건강한 생활습관의 핵심이 되는 것은 평소 머리를 쓰고, 몸을 쓰고, 좋은 것을 먹는 것이다.

이 교수는 "뇌 손상을 상쇄하고도 남을 정도의 건강한 뇌를 가진 사람은 이 충격을 충분히 흡수할 수 있다. 따라서 평소 머리와 몸을 쓰고 좋은 것을 먹는 등 건강한 뇌를 만들어 가는 것은 치매에 대한 보험과도 같다"고 조언한다.

이 교수는 3권(즐길 것)·3금(참을 것)·3행(챙길 것)을 제안한다. 그는 일주일에 3회 이상 걷기 운동하고, 생선과 채소를 골고루 챙기고, 부지런히 읽고 쓰는 독서를 즐길 것을 권했다. 또한 술은 한 번에 3잔 이상 마시지 말고, 금연하고, 머리를 다치지 않도록 조심해야 한다며 3가지 참을 것을 제시한다.

마지막으로 혈압·혈당·콜레스테롤을 정기적으로 체크하고, 가족·친구와 자주 연락하고 만나 소통하기, 매년 보건소에서 치매 조기 검진을 받는 등 3가지 행동을 챙겨야 한다고 조언한다.

| 3권 · 3금 · 3행 |

3권 (즐길 것)	☐ 일주일에 3회 이상 걷기 운동하기 ☐ 생선과 채소를 골고루 챙기기 ☐ 부지런히 읽고 쓰는 독서를 즐기기
3금 (참을 것)	☐ 술은 한 번에 3잔 이상 마시지 말기 ☐ 금연하기 ☐ 머리를 다치지 않도록 조심하기
3행 (챙길 것)	☐ 혈압·혈당·콜레스테롤을 정기적으로 체크하기 ☐ 가족·친구와 자주 연락하고 만나 소통하기 ☐ 매년 보건소에서 치매 조기 검진받기

Q 알츠하이머란 무엇이며, 주요 증상은 무엇인가요?

A 뇌세포가 점차 퇴행하면서 발생하는 치매 질환입니다. 기억력 저하, 인지 능력 저하, 판단력 저하, 언어 능력 저하, 행동 변화 등이 주요 증상입니다.

Q 알츠하이머의 발병 원인은 무엇인가요?

A 정확한 발병 원인은 아직 밝혀지지 않았습니다. 하지만, 가장 중요하게 거론되는 것은 뇌 안에 비정상 단백질인 '베타아밀로이드(βA) 단백질'이 과도하게 쌓여 뇌세포에 영향을 준다는 것입니다. βA가 너무 많이 만들어지면서 뇌세포 간의 연결고리를 끊고 뇌세포를 파괴하면서 치매 증상이 나타난다는 것입니다.

Q 알츠하이머를 예방하는 방법은 무엇인가요?

A 알츠하이머 예방을 위해서는 건강한 생활습관을 갖는 것이 중요합니다. 핵심이 되는 생활습관은 평소 머리를 쓰고, 몸을 쓰고, 좋은 것을 먹는 것입니다. 뇌 손상을 상쇄하고도 남을 정도의 건강한 뇌를 가진 사람은 이 충격을 충분히 흡수할 수 있습니다. 따라서 평소 머리와 몸을 쓰고 좋은 것을 먹는 등 건강한 뇌를 만들어 가는 것이 좋은 예방법입니다.

06
여름철 고열·허리통증은 '급성 신우신염'

치료 시기를 놓치면 패혈증이 진행되며 물을 충분히 섭취해야 한다

●

| 의학 자문 인용 |

백충희 서울아산병원 신장내과 교수

"요로감염의 일종으로
신장에 세균이 감염돼 발생하며,
여름철 갑자기 고열과 허리통증이 나타나면
신장이 원인일 수 있다."

여름철 갑자기 고열과 허리통증이 나타날 경우 예상치 못했던 신장(콩팥)이 원인일 수 있다. 해당 증상은 여름철 종종 발생하는 급성 신우신염 증상이다. 요로감염의 일종으로 신장에 세균이 감염돼 발생하는 질환이다.

백충희 서울아산병원 신장내과 교수는 "여름철에는 물놀이를 위해 실내외 수영장에 사람들이 몰려 방광염이나 급성 신우신염에 감염되는 경우가 많으므로 주의해야 한다"고 말했다.

신장은 약 200만 개의 미세혈관들이 모여 있는 사구체를 통해 우리 몸의 노폐물을 걸러낸다. 사구체의 세뇨관을 통해 몸에 필요한 수분과 전해질은 다시 흡수하고 필요 없는 노폐물을 배설해 혈액순환을 돕는다. 또한, 혈압을 조절하는 호르몬을 만들어 혈압을 정상으로 유지하거나 비타민D를 활성화하고, 적혈구를 만드는 호르몬을 생성해 빈혈을 억제한다.

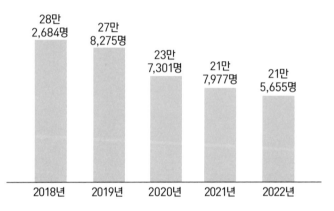

| 2018~2022 급성 신우신염 환자 수 |

자료: 건강보험심사평가원

신장에 이상이 생기면, 체내 노폐물이 축적돼 빈혈, 피로감, 구토, 식욕부진, 호흡곤란과 경련이 발생할 수 있다.

여름철에는 사람들이 많은 실내외 수영장에서 방광염이나 급성 신우신염에 감염되는 경우가 많다. 덥고 습한 여름에 세균이 잘 번식하기 때문이다. 많은 사람이 모인 목욕탕에서도 세균에 잘 감염될 수 있다.

물을 많이 마시면 세균을 씻어내는 효과가 있어 수분 섭취를 습관화해야 한다. 특히 여름에는 땀 배출에 따른 몸속 수분 부족으로 소변량이 줄어 물을 충분히 마셔야 한다.

당뇨 등의 기저질환이 있거나 자주 방광염을 앓았던 환자는 무리한 일을 삼가고 충분히 휴식을 취하는 것이 좋다. 일반적인 생활습관 교정으로 예방이 힘들고 반복해서 요로감염증이 발생할 경우 항균제 예방요법을 적용한다.

급성 신우신염의 주요 증상은 고열과 허리통증이다. 일반 근육통에 의한 허리통증은 골반 바로 위에서 느껴지는 반면, 급성 신우신염에 의한 허리통증은 척추와 맨 아래 갈비뼈가 만나는 늑골척추각 부위다. 이 늑골척추각 부위에 신장이 있다.

급성 신우신염은 바로 치료할 경우 2~3일 안으로 개선된다. 다만 치료가 늦어지면 패혈증으로 진행될 수 있다. 패혈증은 핏속에서 균이 자라는 병으로 사망률이 50%가 넘는다.

백 교수는 "여자는 요도가 짧아 세균이 방광으로 잘 들어가기 때문에 남자보다 급성 신우신염 발생률이 10배 정도 높다"고 말한다.

급성 신우신염은 방광염에서 시작되는 경우가 많다. 요도부터 방광, 요관, 신장까지 구조적으로 연결되어 있어 방광염을 제때 치료하지 않으면 염증이 신장으로까지 올라가 고열, 허리통증, 구토 증상 등이 나타나는 급성 신우신염을 일으킨다.

따라서 방광염이 있다면 참지 말고, 병원을 방문해 항생제 치료를 받아야 한다. 방광염의 대표 증상은 배뇨통, 빈뇨, 잔뇨감, 요절박, 아랫배의 불편감 등이 있다. 만약 급성 신우신염 등 요로감염을 반복적으로 앓는다면 만성 신우신염으로 진행될 수 있다.

| 급성 신우신염의 연령별 증상 |

어린이	어른	노인
발열 보챔 식욕부진 구토 경련	전신권태 한기 고열 탁뇨 빈뇨 혈뇨	탈수 비전형적 증상

자료: 보건복지부·대한의학회

Q 급성 신우신염이란 무엇이며, 주요 증상은 무엇인가요?

A 요로감염의 일종으로, 세균이 신장까지 올라가 감염되어 발생하는 질환입니다. 고열, 허리통증, 오한, 구토, 메스꺼움, 빈뇨, 잔뇨감 등이 주요 증상입니다.

Q 급성 신우신염의 발병 원인은 무엇인가요?

A 급성 신우신염은 세균감염으로 인해 발생합니다. 특히 여름철에는 사람들이 많은 실내외 수영장에서 감염되는 경우가 많습니다. 덥고 습한 여름에 세균이 잘 번식하기 때문입니다. 많은 사람이 모인 목욕탕에서도 세균에 잘 감염될 수 있습니다. 여성의 경우 요도가 짧아 남성보다 발병 위험이 높습니다.

Q 급성 신우신염은 어떻게 치료하나요?

A 급성 신우신염은 항생제를 통해 치료합니다. 바로 치료할 경우 2~3일 안으로 개선됩니다. 다만 치료가 늦어지면 패혈증으로 진행될 수 있습니다. 증상이 심하거나 패혈증이 의심되는 경우 입원 치료가 필요할 수 있습니다.

제5장

무시했다가 큰 병 부르는 신호들

01
봄의 불청객
'알레르기 비염'

축농증, 수면장애, 천식 등 합병증을 유발하며
염증 잡는 치료를 해야 한다

●

| 의학 자문 인용 |

권혁수 서울아산병원 알레르기내과 교수

"나 지금 또 코가 꽉 막혔어. 약 먹어도 그때뿐이야." 오늘도 A 씨는 코를 힘차게 풀고 항알레르기 약을 먹는다. A 씨의 알레르기 비염은 올해도 역시 봄이 왔다는 걸 가장 먼저 알리는 중이다.

A 씨의 알레르기 비염은 환절기가 되면 더욱 심해진다. 특히 봄이면 일교차가 커질 때부터 비염 증상이 시작되고 꽃가루가 날리면 증상은 극에 달한다. 하지만 약을 먹어도 잠시뿐, A 씨는 벌써 몇 년째 비염과 사투 중이다.

특히 일교차가 커지면 코점막이나 기관지 점막이 예민한 호흡기 알레르기 환자들은 증상을 호소하기 시작한다. 계절적인 기후 변화

외에 봄이 되면 여지없이 나타나는 황사와 미세먼지, 꽃가루도 알레르기 환자를 괴롭히는 주된 요인이다.

우리 몸에 특별한 해를 끼치지 않는 여러 요인으로 인해 알레르기 비염 증상이 발생하는 건 아이러니하게도 우리 몸을 지켜주는 면역세포 때문이다.

면역세포들은 외부로부터 침략하는 바이러스, 세균, 대장균 등과 싸워 이겨내는 군인 역할을 해주는데 이 나쁜 세균들과 싸우는 과정에서 염증이 발생한다. 염증은 내 몸의 방어 시스템이 외부의 나쁜 것을 처치하면서 생기기 때문에 꼭 나쁜 것은 아니다.

하지만 전혀 해롭지 않은 것들이 코나 기관지에 들어왔을 때도 면역세포가 이것들을 나쁜 물질로 착각해 염증을 일으키는 건 문제가 된다. 과민 면역 반응이다.

권혁수 서울아산병원 알레르기내과 교수는 "예를 들어 꽃가루는 인류의 역사와 함께해 왔고 코에 들어왔다고 해서 문제가 될 게 하나도 없지만 일부 사람들의 몸은 이런 꽃가루를 해로운 기생충이나 세균 같은 걸로 착각하기도 한다"면서 "일반적으로 무해한 외부 물질에 대해 우리 몸이 쓸데없이 과도한 면역 반응을 일으켜 염증이 생기고 병이 생기는 것이 알레르기 질환"이라고 말한다.

알레르기 비염은 크게 물처럼 나오는 콧물, 재채기, 코막힘, 코와 눈의 가려움증 등 4가지 증상으로 나눌 수 있다.

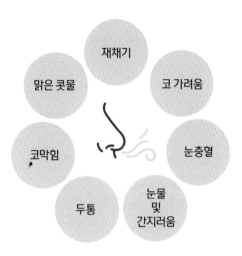

출처: 질병관리청

　권 교수에 따르면, 우리나라에서 알레르기 비염을 앓고 있는 환자는 전체 국민의 15%에 이른다. 소아청소년의 경우 그 두 배인 약 30%가 알레르기 비염으로 괴로워하고 있다.

　알레르기 비염은 약물치료가 기본이다. 약물치료는 주로 경구용 항히스타민제를 사용하거나 콧속에 항콜린 스프레이 제제를 뿌린다. 두 약물 모두 코 가려움증이나 재채기, 콧물 등의 증상을 완화한다. 간혹 의사 처방 없이 코점막 수축제를 사용하는데 이는 코 혈관 반응성을 떨어뜨리는 부작용을 초래할 수 있다.

　알레르기 반응을 둔감하게 만드는 면역요법도 시행한다. 면역요법은 알레르기를 일으키는 항원에 지속해서 노출시켜서 과민 면역 반응을 줄이는 치료법이다. 소량부터 시작해 점차 농도를 높여가며 자극해야 한다. 1년 이상 지속해야 효과가 있고, 3~5년 정도 장기간 치료한다.

| 2023년 월별 알레르기 비염 환자 수 |

월	환자 수
1월	73만 1,000명
2월	77만 8,000명
3월	110만 4,000명
4월	136만 1,000명
5월	134만 7,000명
6월	54만 8,000명
7월	67만 2,000명
8월	74만 3,000명
8월	85만 2,000명
10월	78만 5,000명
11월	58만 1,000명
12월	47만 9,000명

자료: 건강보험심사평가원

문제는 무해한 물질로 인해 발생한 질환이라고 해서 알레르기 증상을 가라앉히는 항히스타민제만 복용하며 마냥 증상 조절만 하다가는 합병증이 생길 수 있다는 점이다. 그중 대표적인 게 바로 축농증이다.

권 교수는 "우리 코안에 광대뼈 밑에는 부비동이라고 하는 큰 동굴이 있는데 여기에 쓸데없이 고름이 차고 염증이 생기고 이 증상들이 심해지면서 두통, 누런 콧물이 생기는데 이것이 알레르기 비염을 치료 안 했을 때 생기는 축농증"이라며 "코에 엄청나게 많은 염증이 있는데 이 염증을 그대로 놔두면 합병증이 생길 수밖에 없기 때문에 초반부터 염증 치료를 잘해야 한다"고 말한다.

축농증뿐만이 아니다. 수면장애, 학습 능력 장애, 천식 등도 생길 수 있다.

권 교수는 "비염을 오래 앓고 있는 환자의 3분의 1 정도가 천식까지 발생한다고 알려져 있다"며 "특히 코막힘으로 수면장애가 발생하고 낮에 집중력이 떨어지면 학교 성적이 떨어질 수도 있다"고 설명한다.

대부분의 알레르기 비염 환자들이 증상을 조절하는 항히스타민제만 사용하고 염증을 조절하는 약은 잘 쓰지 않는다는 것도 문제점이다.

권 교수는 "항히스타민제도 당연히 비염에 좋은 약이지만 당장 일시적으로 재채기, 콧물, 가려움증을 해소해 주는 약이지 염증 자체를 조절해 주는 약이 아니다"면서 "염증을 좋게 해주는 비강분무 스테로이드를 써서 염증을 조절하다 보면 궁극적으로 모든 증상이 좋아지게 되는데, 이 비강분무 스테로이드를 쓰면서 항히스타민제를 보조적으로 써야 한다"고 말한다.

그러면서 "많은 환자가 증상을 빨리 좋게 해주는 치료를 좋아해 즉
각적으로 증상을 완화하는 항히스타민제를 쓰지만 장기적인 예방과
관리를 위해서는 코에 뿌리는 스테로이드를 써서 염증을 없애야 하
는데 이 약물은 1~2주 써야 효과가 나타나 중간에 포기하는 환자가
많다"며 "다시 한번 강조하지만 알레르기 비염은 염증질환이기 때문
에 염증을 없애는 약을 매일 꾸준히 써야 한다"고 강조한다.

알레르기 비염은 완치가 어렵다. 하지만 꾸준히 관리하면 불편함
없이 생활할 수 있다. 외출할 때 마스크와 안경을 착용해 최대한 꽃가
루를 피하고, 귀가 시 겉옷을 털고, 바로 샤워하면 코점막에 가해지는
자극을 빨리 없앨 수 있다.

너무 건조하면 알레르기 비염 증상이 심해질 수 있으니, 실내 습
도는 40~50%로 유지하는 것이 좋다. 직·간접 흡연을 피하고 집먼지
진드기나 반려동물 털, 곰팡이를 피하기 위해 자주 환기하고 집안
환경을 청결히 한다. 또 감기, 독감 등 바이러스성 질환이 알레르기
비염 증상을 악화시킬 수 있으므로 감기, 독감 예방을 위해 자주 손
을 씻는다.

Q 알레르기 비염이란 무엇이며,
주요 증상은 무엇인가요?

A 바이러스, 세균 등과 싸우는 면역 체계가 꽃가루, 미세먼지 등의 무해한 물질을 해로운 것으로 오인해 염증을 일으키는 질환입니다. 물처럼 콧물이 흐르는 증상, 재채기, 코막힘, 코와 눈 가려움증 등이 주요 증상입니다.

Q 알레르기 비염을 치료하지 않으면
어떤 합병증이 발생할 수 있나요?

A 대표적으로 축농증이 나타날 수 있습니다. 축농증은 알레르기 비염으로 인한 염증으로 인해 부비동(코안에 광대뼈 밑에 있는 큰 동굴)의 환기가 원활하게 이루어지지 않아 발생합니다. 이외에도 수면장애, 학습 능력 장애, 천식 등 다양한 합병증이 발생할 수 있습니다.

Q 알레르기 비염 치료는 어떻게 해야 하나요?

A 항히스타민제와 비강분무 스테로이드를 병용하는 것이 좋습니다. 항히스타민제는 재채기, 콧물, 가려움증 등의 증상을 일시적으로 완화하는 데 효과적이지만, 염증 자체를 조절하지는 못합니다. 비강분무 스테로이드는 염증을 조절하여 근본적인 치료를 가능하게 합니다. 장기적인 예방과 관리를 위해 매일 꾸준히 사용해야 효과가 나타납니다. (약 1~2주 소요)

02

근육통인 줄 알고
방치하면 큰일 나는 '관절통'

움직일 때 아프면 근육통이고
가만히 있어도 2주 넘게 아프면 관절통이다

●

| 의학 자문 인용 |

박준영 연세대학교 용인세브란스병원 정형외과 교수
정구황 바른사랑병원 원장

날씨가 추워지면 어깨나 무릎 등 관절에 통증을 느끼는 사람들이 늘어난다. 이런 통증은 근육에 피로가 쌓인 '근육통'인 경우가 많지만, 관절의 인대나 힘줄, 연골 손상으로 인한 '관절통'도 적지 않다.

특히 관절에 문제가 생기면 빨리 적절한 치료를 받아야 하는데 단순 근육통으로 잘못 알아 상태가 나빠지기도 한다. 충분한 휴식에도 통증이나 부기가 호전되지 않거나 2주 이상 통증이 이어지면 정형외과를 찾아 정확한 진단과 검사를 받아야 한다.

우선 근육통은 등이나 어깨 같은 비교적 큰 근육을 갑자기 과하게 사용해 발생한다. 단순 통증만 나타날 수 있고 보통 가만히 있으면 덜 아프다. 근육을 움직이거나 손으로 누르는 등 압박을 가하면 통증이 심해진다.

근육을 크게 다치지 않았을 경우, 혈액순환을 돕는 온찜질이나 온욕, 스트레칭 등으로 근육의 긴장을 풀어주면 대부분 증상이 좋아진다. 충분히 쉬고 무리한 운동을 일정 기간 삼가면 대개는 2주 안에 증상이 사라진다.

그러나 관절 부위에 이상이 생기면 충분한 휴식에도 통증이 나아지지 않고, 가만히 있어도 통증이 심할 수 있다. 관절을 움직일 때 기계적으로 걸리는 기분이 들 수 있고 구부리고 펼 때 소리가 나거나 불안한, 결리는 느낌이 나기도 한다. 이럴 때는 관절통을 생각할 수 있다.

박준영 연세대학교 용인세브란스병원 정형외과 교수는 "노화로 인한 연골 손상과 외상에 의한 힘줄 인대 손상이 주요 원인"이라며 "척추나 팔, 다리의 모든 관절에서 생길 수 있지만, 특히 운동할 때 우리 체중을 지지해 주는 고관절과 무릎 관절에 흔히 발생한다"고 말한다.

박 교수는 "예를 들어 걸을 때 사타구니 부위에 불편한 증상을 시작으로 통증이 오거나 점차 엉덩이나 허벅지까지 통증이 이어지면 고관절염이나 고관절 이형성증을 생각할 수 있다"면서 "관절통은 참거나 방치하고 생활하면 더 나빠진다"고 설명한다.

인대나 힘줄, 연골 등 관절 부위에 손상이 생기면 찜질이나 휴식만으로 호전되지 않는다. 초기에는 온찜질 대신 찬물이나 얼음을 활용한 냉찜질로 염증의 확산을 막아야 하고, 이후 손상 부위와 원인을 정확히 파악한 뒤 적절한 치료를 받아야 한다.

| 근육통 vs. 관절통 |

근육통	· 근육에 피로가 쌓인 통증이다. · 큰 근육을 갑자기 과하게 사용해 발생한다. · 보통 가만히 있으면 덜 아프고 압박을 가하면 통증이 심해진다. · 온찜질, 온욕, 스트레칭 등으로 대개 2주 안에 사라진다.
관절통	· 관절의 인대나 힘줄, 연골 손상으로 인한 통증이다. · 가만히 있어도 통증이 심하고 충분한 휴식에도 나아지지 않는다. · 관절을 움직일 때 기계적으로 걸리는 기분이다. · 구부리고 펼 때 소리가 나거나 불안한 걸리는 느낌이다.

보건복지부 지정 관절전문병원인 바른사랑병원의 정구황 원장은 "파열된 인대를 복구하지 않으면 무릎 내 연골까지 손상될 수 있다"며 "조금이라도 이전과 다른 통증이 계속되면 반드시 정형외과 진료를 받아야 한다"고 당부한다.

근육을 강화하면 관절을 튼튼히 하는 데도 도움이 된다. 이 교수와 정 원장 모두 근육을 단련할 가장 좋은 방법으로 '스트레칭'을 지목했다. 운동을 하기 전에는 물론, 일상생활을 하며 충분한 스트레칭으로 굳어 있는 근육에 자극을 줘, 관절을 충분히 풀자는 취지다.

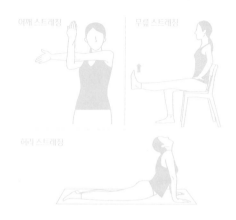

| 관절통 예방 스트레칭법 |

한쪽 팔을 손바닥이 위로 향하게 한 채 어깨높이로 들어 올린다. 그다음 다른 쪽 어깨 방향으로 돌려서 쭉 뻗고, 다른 쪽 팔로 팔꿈치 부분을 구부려 덮어 지그시 눌러주면 팔이 쭉 펴진다. 이 자세를 약 10초간 유지한 뒤 다른 쪽 팔도 같은 방식으로 스트레칭한다. 이 자세를 약 10초간 유지한 뒤 다른 쪽 팔도 같은 방식으로 스트레칭한다.

또 의자에 편하게 앉아 한 쪽 다리를 90도로 들어 올리고 무릎을 최대한 편다. 이때 발목은 최대한 위로 젖힌다. 약 10초간 멈춘 뒤 다리를 천천히 내린다. 베개나 쿠션 위 다리를 올린 뒤 무릎 약간 윗부분을 두 손으로 충분히 눌러준다. 무릎 통증에 효과가 좋다.

아울러 바닥에 양손을 짚고 하체를 바닥에 대 엎드린 상태에서 허리를 최대한 위로 편다. 이때 고개는 위쪽을 향해 약 5초간 유지한 뒤 허리를 천장 쪽으로 끌어당기는 동작을 한다.

Q A

Q 관절통이 심하면 언제 병원에 가야 하나요?

A 충분한 휴식에도 통증이 나아지지 않거나, 가만히 있어도 통증이 심한 경우, 관절을 움직일 때 기계적으로 걸리는 기분이 들거나 구부리고 펼 때 소리가나거나 불안한, 걸리는 느낌이 나는 경우 병원에 가야 합니다.

Q 관절통의 주요 원인은 무엇인가요?

A 노화로 인한 연골 손상과 외상에 의한 힘줄 인대손상이 주요 원인입니다. 척추, 팔, 다리의 모든 관절에서 발생할 수 있지만, 운동할 때 우리 체중을 지지해 주는 고관절과 무릎 관절에 흔히 발생합니다.

Q 관절통 치료 방법은 무엇인가요?

A 인대나 힘줄, 연골 등 관절 부위에 손상이 생긴경우 찜질이나 휴식만으로는 호전되지 않습니다. 초기에는 찬물이나 얼음을 활용한 냉찜질로 염증의확산을 막아야 하고, 이후 손상 부위와 원인을 정확히 파악한 뒤 적절한 치료를 받아야 합니다.

03
겨울철이면 더 심해지는 '치질'

좌변기에 오래 앉아 있지 않는 등 생활·식습관을 개선해야 한다

●

| 의학 자문 인용 |

권윤혜 의정부을지대학교병원 대장항문외과 교수
안병규 한양대학교병원 외과 교수
최성일 강동경희대병원 외과 교수

"좌욕이나 화장실에 오래 머물지 않는 등
생활 속 노력으로 충분히 개선할 수 있다.
좋은 습관을 알아두고 실천하는 게
항문질환을 예방하는 방법이다."

겨울철에는 우리 몸의 혈관과 근육이 수축하는 등 각종 질병의 위험이 도사린다. 이때 주의할 질병 중 하나가 '치질'이다. 가족에게도 말 못 하는 데다, 진료받기를 부끄러워하고 위생상 문제라는 오해 때문에 통증과 병을 키우기도 한다.

하지만 초기에는 좌욕이나 화장실에 오래 머물지 않는 등의 생활 속 노력으로 충분히 개선할 수 있다. 특히 좋은 습관을 알아두고 실천하는 게 항문질환을 예방하는 방법이기도 하다.

외과 의료진 등에 따르면, 대표적인 항문질환으로 치핵, 치열, 치루가 있다. 항문 출혈과 항문 내부 덩어리가 나오는 치핵과 항문이 찢어지는 치열 그리고 항문 주변 농양이 곪았다가 터지는 치루 모두를 아울러 '치질'이라고 한다.

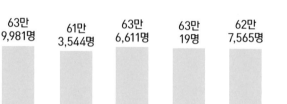

| 2019~2023 치질 환자 수 |

63만 9,981명 61만 3,544명 63만 6,611명 63만 19명 62만 7,565명

2019년 2020년 2021년 2022년 2023년

자료: 국민건강보험공단

사실 치질의 정확한 명칭은 '치핵'이다. 치핵은 발생한 위치에 따라 항문 속의 내치핵과 항문 밖의 외치핵으로 구분한다. 두 경우가 동시에 발생할 수 있으며 두 경우 모두 진행 과정에서 항문 밖으로 돌출될 수 있다.

최성일 강동경희대병원 외과 교수는 "치핵은 50세 이상 절반에서 증상이 나타날 정도로 치질이 흔하게 나타나는 부위다. 하지만 비교적 젊은 나이인 20대와 30대도 적지 않다"고 말한다.

항문은 큰 혈관 덩어리 3개와 작은 혈관 덩어리들로 이뤄졌다. 치핵은 이 혈관 덩어리가 부풀어 오르며 항문 밖으로 밀려 나오는 질환이다. 차가운 곳에 오래 앉아 있거나 변비로 화장실 좌변기에 오래 앉아 힘을 주는 압력 등의 원인으로 부풀어 오른다.

심한 통증이 동반되는데 선홍색 출혈, 항문 덩이, 항문 통증이 치핵의 흔한 증상이다. 치핵은 위치에 따라 항문의 치상선(직장의 점막과 항문 피부가 만나는 곳) 안쪽에 발생한 게 내치핵(암치질), 치상선 밖에 생긴 게 외치핵(수치질)이다.

권윤혜 의정부을지대학교병원 대장항문외과 교수는 "전체 환자 비율 중에서는 내치핵이 20%, 외치핵이 10%, 내치핵과 외치핵이 복합된 혼합치액이 70%"라며 "이들에게 겨울은 반갑지 않다. 기온이 낮아지면 모세혈관이 수축하면서 혈액순환이 부족해진다"고 말한다.

권 교수가 조언하기를 치핵은 증상에 따라 4단계로 구성된다. 1기와 2기는 좌욕이나 약을 사용해 호전될 수 있으나, 치핵 조직이 항문 밖으로 빠져나온 뒤 저절로 들어가지 않고 손가락으로 밀어 넣어야만 복원이 되는 3기 이상일 때 수술을 고려한다.

보통 치핵 점막을 고정하거나 혈관조직을 묶음으로써 치핵의 크기를 줄이는 '보조술식'이나 혈관 덩어리를 원형의 관으로 끌어올려 자르고 봉합하는 '치핵근본술식' 수술이 진행된다.

딱딱한 변이나 심한 설사로 배변 시 항문이 찢어지는 현상은 치열이다. 배변 시 찌르는 듯한 통증이 특징이며 휴지로 닦을 때 피가 휴지나 변에 묻어 나오게 된다. 이러한 증상은 남성보다 여성에게서 더 많이 나타난다.

급성 치열은 좌변기에 오래 앉아 있지 말고 좌욕을 하는 등 생활 속 노력만으로 호전될 수 있다. 그러나 만성 치열은 항문 궤양으로 발전할 수 있고, 이를 방치하면 항문 주위 농양이나 치루 등의 합병증이 생길 수 있다.

항문 주위에 비정상적인 통로를 만드는 질환인 치루는 항문 주변의 통증, 부기, 고름 등 분비물과 출혈이 뒤따른다. 대부분 치핵과 만성 설사, 염증성 장질환, 항문 주위 농양 등으로 인해 발생한다.

평소에 치루 증상을 느끼지 못한 환자도 과로나 과음, 심한 설사를 한 뒤 염증이 생겨 항문이 아프다가 곪아 증상이 나타나기도 한다. 오래 두면 항문 주위에 복잡한 길이 뚫려 치료가 어렵고 드물기는 하지만 치루암으로 발전할 수 있어 조기 치료가 중요하다.

권 교수는 "매일 반복되는 배변 활동으로 증상을 잘 알고 있으니 자가 진단으로 치료 여부를 판단할 수도 있지만 부위의 특성상 치료에는 나서지 못하는 환자들이 대부분"이라며 "병원을 찾아 전문 진료를 받는 적극적인 자세가 중요하다"고 당부한다.

안병규 한양대학교병원 외과 교수는 치핵 등이 대장암으로 발전하지 않는다고 말한다. 근본적인 발생기전과 병리가 다르기 때문이다. 다만, 이는 진단이 정확하게 됐을 때 이야기고 혈변, 항문 통증 등이 있다면 반드시 전문의 진료와 대장내시경 등을 받아 보라고 권한다.

평소 생활습관을 고치면 치질을 예방할 수 있다. 우선 화장실을 제때 가는 것이 중요하다. 변을 참으면 장에서 딱딱해지고 수분이 빠져 배변이 더 어려워진다. 배변을 위해 힘을 가하면 치핵에 가해지는 압력이 높아져 치질 발병 위험도 올라갈 수 있다.

필요 이상으로 화장실에 오래 앉아 있는 것은 치질 발병 위험을 높인다. 화장실에 앉아서 스마트폰을 보거나 책을 읽으면 항문 주위 혈관에 추가적인 압력이 계속 가해지기 때문이다. 오래 앉는 것뿐 아니라 앉은 자세 자체가 치질의 위험 요인이다.

| 치질 예방 생활 수칙 |

- 변기에 오래 앉지 않기
- 항문 청결히 하기
- 따뜻한 물로 좌욕하기
- 과음, 자극적인 음식 피하기
- 섬유질 풍부한 채소, 과일, 통곡물 많이 먹기
- 물 많이 마시기
- 오래 앉을 때 자세 자주 바꾸기
- 변비는 즉시 치료하기
- 아침에 규칙적으로 운동하기

안 교수는 "최근 대한대장항문학회 설문에 따르면 국민 2명 중 1명은 배변 시 휴대전화를 사용한다. 행위가 안 좋다기보다 화장실에 머무는 시간이 길어질 수 있다. 치핵이 생기거나 악화할 수 있다"며 "생활습관, 식습관은 물론 배변 습관 개선도 요구된다"고 말한다.

쪼그리거나 책상다리하고 바닥에 앉는 자세 등은 되도록 피하고 치핵이 있으면 갑작스럽게 무거운 것을 들거나 무리하게 등산하는 것도 피해야 한다. 과음은 항문질환을 악화시키니 자제하고, 섬유질이 풍부한 음식을 섭취하는 게 좋다고 안 교수는 조언한다.

식이요법과 더불어 아침에 규칙적으로 달리기, 수영, 자전거 등의 운동은 장운동을 촉진해 규칙적이고 편한 배변 습관을 돕는다.

Q 치질이란 무엇인가요?

A 치질은 대표적인 항문질환으로 항문 출혈과 항문 내부 덩어리가 나오는 치핵, 항문이 찢어지는 치열과 항문 주변 농양이 곪았다가 터지는 치루를 포함하는 총칭입니다.

Q 치핵의 원인은 무엇인가요?

A 항문 주변의 혈관 덩어리가 부풀어 오르는 것이 원인이며, 차가운 곳에 오래 앉아 있거나 변비로 화장실 좌변기에 오래 앉아 힘을 주는 압력 등이 원인이 될 수 있습니다. 심한 통증, 선홍색 출혈, 항문 덩이, 항문 통증 등이 흔한 증상입니다.

Q 치핵의 증상은 어떻게 구분되나요?

A 증상에 따라 4단계로 구분됩니다. 1기와 2기는 좌욕이나 약을 사용해 호전될 수 있으나, 치핵 조직이 항문 밖으로 빠져나온 뒤 저절로 들어가지 않고 손가락으로 밀어 넣어야만 복원이 되는 3기 이상일 때는 수술을 고려합니다.

04

선이 휘어져 보이는 '중심성 망막염'

청장년 남성에게 발생이 잦고
자연 치유가 되지만 경과를 지켜봐야 한다

•

| 의학 자문 인용 |

유영주 김안과병원 망막병원(안과) 전문의
이준엽 서울아산병원 안과 교수

●

"30~50대의 젊은나이에 망막이상으로
갑자기 직선이 휘어져 보이거나
사물이 확 크거나 보이거나
작거나 멀리 있는 것처럼 보인다"

　　망막은 우리 눈의 시력에 중요한 역할을 하는 부위로, 이상이 생기면 시력에도 영향을 미친다. 특히 30~50대의 건강한 청장년층에서도 갑자기 직선이 휘어져 보이거나 사물이 찌그러져 보이거나 사물이 원래보다 작거나 멀리 있는 것처럼 보이는 증상이 나타날 수 있다.

　영양분을 공급하는 맥락막의 혈류 이상으로 망막의 중심부인 황반에 물이 고이고 이로 인해 망막이 떨어지는 '중심성 망막염'을 의심할 수 있다. 특별한 치료 없이도 대부분 1~3개월 안에 자연적으로 회복되지만, 재발률이 50~75%로 상당히 높아 경과 관찰이 중요하다.

　안과 전문의들에 따르면, 중심성 망막염은 주로 30~50대의 청장년층에 발생하는데 여성보다 남성 환자가 3~8배 더 많다. 전신 스테로이드 치료, 헬리코박터 감염, 임신, 흡연, 음주, 고혈압, 수면무호흡증 등과 관련이 있다고 알려져 있다.

즉각 치료가 필요한 다른 망막질환과 달리 급성의 중심성 망막염은 특별한 치료 없이도 우선 경과를 관찰한다. 보통 3~4개월 내, 황반에 고인 물이 빠지며 자연스럽게 호전된다. 시력은 약 1년에 걸쳐 천천히 회복되지만, 최종적으로 본래의 시력을 되찾는 경우가 대부분이다.

다만, 재발 가능성이 50~75%로 높은 편이라 정기적인 경과 관찰이 중요하다. 증상이 6개월 이상 지속되거나 잦은 발생과 호전을 반복할 경우, 시세포가 손상되거나 황반변성 같은 질환이 동반돼 시력을 회복하기 어려울 수 있다.

특히 환자가 나이 들어 중심성 망막염이 재발하면 황반변성으로 이어질 가능성이 높다. 황반변성은 연령 관련 질환으로 예후가 나쁘다. 진행형이라 시력이 떨어지고 실명에 이를 수 있다.

유영주 김안과병원 망막병원(안과) 전문의는 "중심성 망막염은 비교적 젊은층에서 발생하고 대부분 자연 치유되기 때문에 안심하기 쉽다"면서 "그러나 만성질환으로 발전할 때 심각한 안질환으로 이어질 수 있다"고 경고한다.

그의 경고대로 중심성 망막염을 진단받으면 정기적으로 안과에 방문해 눈 상태를 확인하는 게 좋다. 되도록이면 과로를 피하고 금연, 금주 등 생활환경과 습관을 개선해야 한다. 스테로이드 약물 치료 중이거나 헬리코박터 감염증, 고혈압 등이 있다면 의사에게 알려야 한다.

약물 중단 및 치료를 통해 중심성 망막염의 유병 기간을 줄일 수 있기 때문이다. 증상이 그치지 않고 계속되면 형광안저촬영 검사에서 나타난 누출 점을 레이저 광선으로 응고시키는 국소 레이저광 응고술과 광역학 치료 등을 한다. 보조 수단으로 약물 주사 치료를 진행할 수도 있다.

중심성 망막염은 이처럼 만성화됐을 때 일상에 영향을 줄 수 있는 질환인데, 아직 중심성 망막염의 정확한 발병기전이 밝혀지지 않았다. 최근 서울아산병원 연구진이 발병기전 규명은 물론, 질병 예후나 치료 반응을 예측할 수 있는 바이오마커(생체표지자)를 발견했다.

이준엽 서울아산병원 안과 교수 연구팀은 중심성 망막병 환자군과 대조군의 안구를 비교 분석해 환자에서 특정 마이크로RNA(miR-184)가 유의하게 증가한다는 점을 밝혀냈다. 연구 결과는 국제학술지 '나노생명공학'에 실렸다.

연구팀은 "자연 치유될 수 있지만, 만성적으로 진행되거나 재발하는 경우 항혈관내피성장인자항체 주사 치료로 증상이 호전될 수 있지만 일부 환자에게서는 효과가 없어 치료 반응을 예측할 수 있는 지표가 필요한 상황"이라고 설명한다.

연구팀은 중심성 망막염 관련 바이오마커를 확인하기 위해, 아급성(급성과 만성 사이) 환자 42명과 일반 대조군 20명의 안구 내 방수 내용물을 채취·분석했다. 방수란 각막과 수정체 사이 공간에 차 있는 맑은 액체를 말한다.

이 교수는 "다양한 망막질환 치료에 고가의 주사 치료제들이 사용되고 있는데 약제의 치료 반응성을 예측할 수 있다면 조기에 최적의 치료법을 택해 증상을 빠르게 호전시키고 환자 부담도 줄일 수 있을 것"이라고 말한다.

Q 중심성 망막염이란 무엇인가요?

A 시력 저하와 왜곡 등의 증상을 유발하는 망막질환입니다. 주로 30~50대 청장년층에 발생하며, 여성보다 남성 환자가 더 많습니다. 전신 스테로이드 치료, 헬리코박터 감염, 임신, 흡연, 음주, 고혈압, 수면무호흡증 등과 관련이 있다고 알려져 있습니다.

Q 중심성 망막염은 어떻게 치료하나요?

A 급성 중심성 망막염은 다른 망막질환과 달리 즉각적인 치료 없이도 경과 관찰을 우선합니다. 보통 3~4개월 내에 황반에 고인 물이 빠져 자연스럽게 호전되고, 시력은 약 1년에 걸쳐 천천히 회복됩니다. 대부분의 경우 최종적으로 본래 시력을 되찾을 수 있습니다. 그러나 만성질환으로 발전하면 심각한 안질환으로 이어질 수 있습니다.

Q 중심성 망막염 진단 후 어떻게 해야 하나요?

A 중심성 망막염은 만성화되면 일상생활에 영향을 미칠 수 있으므로, 정기적으로 안과에 방문하여 눈 상태를 확인해야 합니다. 그리고 되도록 과로를 피하고, 흡연과 음주를 금하고, 충분한 수면과 영양 균형 잡힌 식단을 통해 건강한 생활습관을 유지해야 합니다.

05

'나쁜 콜레스테롤'을
방치하면 벌어지는 일

이상지질혈증은 조기에
진단·치료해야 한다

•

| 의학 자문 인용 |

영국 국립보건임상연구원(NICE)

국내에서 암 다음으로 사망률이 높은 질환은 심뇌혈관질환이다. '2021년 사망 원인통계'에 따르면, 심장질환과 뇌혈관질환의 사망률은 각각 인구 10만 명당 61.5명, 44명이었다. 특히 심근경색이나 뇌졸중 같은 초응급 질환이 발생하면 사망과 직결되거나 평생 후유증을 안고 갈 위험이 크다.

심근경색은 재발할 경우 사망률이 최대 85%까지 오르고, 25명 중 1명은 퇴원 후 1년 안에 숨졌다. 뇌졸중도 환자 4명 중 1명은 5년 내 재발했고, 재발할수록 그로 인한 후유증의 정도가 심각해지고 사망률이 높다.

심뇌혈관질환을 예방하려면 핵심 선행 질환인 이상지질혈증을 조기에 찾고 계속 치료해야 한다. 일명 '나쁜 콜레스테롤'로 불리는 '저밀도 지질단백질 콜레스테롤(LDL-C)'이 높은 상태인 이상지질혈증을 관리하지 않고 방치하면, 혈관 벽에 콜레스테롤이 계속 쌓여 혈관이 좁아지거나 막힌다. 심근경색, 뇌졸중 등으로 병이 커지는 셈이다.

이상지질혈증으로 진단받았다면 반드시 적절한 치료를 받아야 한다. 이상지질혈증 치료의 첫 번째 목표는 'LDL 콜레스테롤 감소'로 어떤 약을 먹을지는 의사 판단하에 개별 환자의 위험도와 LDL-C 수치에 따라 정하게 된다.

국내 진료 지침에서는 이상지질혈증 환자가 식사와 운동 조절 등의 생활습관 개선 요법을 했음에도 LDL-C 치료 목표에 도달하지 못한 경우에 약물치료를 시작해야 한다고 명시돼 있다. 약물치료가 필요할 경우 '스타틴'이라는 성분의 약으로 1차 치료를 받게 된다고 적혀 있다.

한국인을 비롯해 아시아인은 서양인보다 같은 용량의 스타틴을 투여하더라도 LDL-C 강하 효과가 더 우수하다. 연구 결과를 보면 아시아인은 더 적은 용량으로도 치료 목표치 달성이 가능하다. 따라서 외국 지침 등에 제시된 스타틴 용량보다 적은 용량으로 치료를 시작할 수 있다.

영국 국립보건임상연구원(NICE)에서는 "심혈관질환 예방을 위해 심혈관질환 위험도와 관계없이 스타틴 치료를 시작할 것을 권한다"는 가이드라인을 발표했다. 새 가이드라인은 약 10년 만에 개정된 것이며, 이전 마지막 가이드라인은 2014년 발간됐다.

주목할 점은 심혈관질환 위험도와 관계없이 스타틴 복용을 원하는 환자나, 임상적 판단에 따라 만성 심혈관질환 위험이 높을 수 있는 환자에게 스타틴으로 치료를 시작하도록 권고한 부분이다.

또 심혈관질환 위험도가 10% 미만인 환자라도, 스타틴 복용을 선호하거나 다른 위험 요인이 저평가될 우려가 있는 경우 심혈관질환을 예방하기 위한 치료에서 스타틴의 한 종류인 아토르바스타틴 20㎎을 배제하지 않아야 한다고 가이드라인은 권고했다.

기존 가이드라인은 10년 내 심혈관질환 위험도가 10% 이상인 환자에게만 아토르바스타틴 20㎎을 권고한 바 있다.

NICE 가이드라인 위원회는 "10년 심혈관질환 위험도가 10%보다 낮은 환자한테도 스타틴이 비용 효과적이라는 임상적 근거가 있으며, 이런 권고가 향후 심혈관질환 발생의 감소와 전체 인구 건강 개선에 기여할 수 있을 것"이라고 전망했다.

국내 진료 지침과 이번에 개정된 NICE 가이드라인을 봤을 때 스타틴 같은 이상지질혈증 치료제는 LDL-C 감소 및 심혈관질환 예방에 가장 확실한 효과를 보인 치료법으로 보인다.

그러나 약물치료의 경우 약의 부작용, 약을 먹으면 평생 먹어야 한다는 부담감 등을 가질 수 있다. 특히 스타틴은 근육통 부작용을 우려하는 목소리가 계속 제기돼 왔다.

NICE 가이드라인은 "일각에서 스타틴 치료에 의한 근육통 등 부작용 우려를 제기하기도 하지만, 최근 스타틴을 복용하는 많은 환자에서 근육통은 거의 발생하지 않고 근육통이 발생해도 스타틴 복용 여부와 관계없는 경우도 존재한다"고 설명한다.

일부 환자들은 막연한 두려움으로 약 대신 건강기능식품에 의존하는 경우도 있다. 질병을 직접적으로 예방하고 필요한 치료 혜택을 보기 위해서는 의료진과의 상담으로 본인에게 적절한 약을 처방받고 꾸준히 치료를 이어가는 게 중요하다.

| LDL 콜레스테롤 수치 |

이상지질혈증 진단 기준	저밀도 저단백 콜레스테롤 (mg/dℓ)
탈수비전형적 증상	〈100
경계치	100~129
중증도 위험	130~159
고도 위험	160~189
초고도 위험	≥190

자료: 보건복지부·대한의학회

Q 심뇌혈관질환은 왜 위험한가요?

A 한국에서 암 다음으로 사망률이 높은 질환은 심뇌혈관질환입니다. 심뇌혈관질환은 심장과 뇌혈관에 질환이 생기는 총칭으로, 심근경색, 뇌졸중 등이 대표적인 질환입니다. 심뇌혈관질환은 초응급 질환으로 발생하면 사망과 직결되거나 평생 후유증을 안고 갈 위험이 매우 높습니다.

Q 심뇌혈관질환 예방을 위해서는 무엇을 해야 하나요?

A 핵심 선행 질환인 이상지질혈증을 조기에 찾아 지속적으로 치료하는 것이 중요합니다. 이상지질혈증은 '나쁜 콜레스테롤'이라고 불리는 저밀도 지질단백질 콜레스테롤(LDL-C) 수치가 높아지는 질환입니다. LDL-C가 혈관 벽에 쌓여 혈관이 좁아지거나 막히면 심근경색, 뇌졸중 등의 심뇌혈관질환으로 이어질 수 있습니다.

Q 이상지질혈증 진단 시 어떻게 해야 하나요?

A 반드시 적절한 치료를 받아야 합니다. 치료의 첫 번째 목표는 LDL-C 수치를 감소시키는 것입니다. 이외에도 건강한 식단, 규칙적인 운동, 체중 관리, 금연을 통해 생활습관을 개선해야 합니다. 만약 생활습관 개선만으로 LDL-C 치료 목표를 달성하지 못하는 경우 약물치료가 필요합니다.

06
'독감'을
가볍게 보면 안 되는 이유

합병증을 유발할 가능성이 높고
방심하면 심장마비·뇌졸중을 부른다

•

| 의학 자문 인용 |

최진웅 강동경희대병원 호흡기내과 교수
크리스틴 엔글런드 클리블랜드클리닉 감염학 교수

독감(인플루엔자)을 독한 감기 정도로 생각할 수 있지만, 이는 사실과 다르다. 평소 심장질환을 앓던 사람이 독감에 걸렸다면 심장마비 등 관련 합병증 위험이 커질 수 있다.

미국 클리블랜드클리닉은 "독감을 일으키는 인플루엔자 바이러스는 몸에 염증을 일으켜 심장에도 부담을 줄 수 있다"며 심장질환자들에 주의를 당부했다.

독감의 원인은 인플루엔자 바이러스다. 감기와 달리 인플루엔자는 갑작스러운 고열과 더불어 전신 근육통, 쇠약감 등의 전신 증상이 아주 심한 것이 특징이며, 기침, 인후통, 객담 등의 호흡기 증상이 있다.

독감에 걸리면 우리 면역 체계가 인플루엔자 바이러스와 싸우는 과정에서 염증 반응이 나타난다. 이에 따라 동맥 안에 지방, 콜레스테롤, 칼슘 등이 뭉쳐 쌓인 플라크 일부가 떨어져 나와 동맥을 막는 혈전이 돼 심장으로 가는 혈류를 막는 등 문제를 일으킬 수 있다는 것이다. 혈전이 심장으로 가는 혈관을 막으면 심장마비가 발생할 수 있다.

영국 연구팀이 발표한 연구 논문에 따르면 인플루엔자 바이러스 감염은 심근경색이나 뇌졸중 발생에 유의미한 영향을 줬다.

연구팀은 2004년 1월부터 2014년 12월까지 심근경색과 뇌졸중을 처음 경험한 환자 약 2,000명을 대상으로 인플루엔자 바이러스 감염과의 상관관계를 분석했다. 분석 결과 평소 심장질환이 있는 사람이 독감에 걸린 뒤 심근경색이 발생할 확률은 9.8배, 뇌졸중은 7.82배 증가했다.

크리스틴 엔글런드 클리블랜드클리닉 감염학 교수는 "감염과 싸우는 것은 심장에 많은 스트레스를 줄 수 있다. 심장질환 같은 건강 문제가 있는 경우 독감으로 인한 합병증이 훨씬 더 악화할 수 있다"고 말한다.

최진웅 강동경희대병원 호흡기내과 교수는 "독감은 감기보다 증상도 심하고 심한 합병증도 잘 생긴다. 인플루엔자로 기관지가 손상돼 이차적으로 세균감염이 일어나 세균성 폐렴에 걸릴 가능성도 크다"
고 말한다.

1. 독감 백신 접종 전
- 건강 상태 좋은 날 접종받기
- 평소 다니는 가까운 병원에서 접종받기
- 장시간 기다리지 않도록 사전 예약하기

2. 독감 백신 접종 시
- 수분을 충분히 섭취하고 안정 취하기
- 현재 앓는 병이 있다면 반드시 의사에게 알리기
- 접종 후 20~30분간 이상 반응이 있는지 관찰하고 귀가하기

3. 독감 백신 접종 후
- 2~3일간 몸 상태 주의 깊게 살피기
- 접종 부위 통증, 부어오름, 발열, 메스꺼움 등 경미한 이상 반응은
  일시적이며 1~2일 내 호전됨
- 접종 후 고열, 호흡곤란, 두드러기, 심한 현기증이 나타나면
  즉시 병원 방문하기(소아의 경우 보채거나 잘 먹지 않으면 즉시 내원)

출처: 질병관리청

엔글런드 교수 또한 독감으로 인한 가장 큰 합병증으로 세균성 폐
렴을 꼽으며 "호흡부전으로 이어질 수 있어 인공호흡기를 사용할 수
있다"고 설명한다. 이어 심근염 또는 부정맥 등 심장문제나 뇌졸중 등

중추신경 손상 가능성도 있다고 경고한다.

이어 독감 예방 수칙으로 독감 예방주사 접종, 아픈 사람과 접촉 피하기, 초기 증상 무시하지 않기, 충분한 휴식 취하기 등을 꼽는다. 또 평소 식이요법이나 운동 등으로 몸 상태를 잘 관리하면 전반적인 면역 체계를 강화하는 데 도움이 된다고 설명한다.

최 교수는 고령자처럼 면역이 약한 사람들은 예방접종을 받을 것을 권하며 "당뇨병, 심장병, 기관지천식, 만성 기관지염 등의 만성병이 있는 사람, 건강하더라도 65세가 넘은 사람, 면역력이 떨어지는 병이 있는 사람, 또는 이런 병을 가진 사람과 자주 접촉하는 간병인과 가족은 해마다 독감 예방주사를 맞는 것이 좋다"고 조언한다.

건강 **Q** **A**

Q 독감이란 무엇인가요?

A 인플루엔자 바이러스로 인해 발생하는 호흡기 질환입니다. 감기와 달리 갑작스러운 고열, 전신 근육통, 쇠약감 등의 전신 증상이 심하고, 기침, 인후통, 객담 등의 호흡기 증상도 동반됩니다.

Q 독감이 심장질환자에게 위험한 이유는 무엇인가요?

A 독감은 심장질환자에게 심각한 합병증을 유발할 수 있습니다. 독감에 걸리면 면역 체계가 인플루엔자 바이러스와 싸우는 과정에서 염증 반응이 나타나 동맥 안에 쌓인 플라크가 떨어져 혈전을 형성하여 심장마비를 유발할 수 있습니다. 또한, 독감으로 인한 폐렴이나 뇌졸중 등의 합병증도 발생할 수 있습니다.

Q 독감을 예방하려면 어떻게 하나요?

A 독감 예방 수칙으로는 독감 예방주사 접종, 아픈 사람과 접촉 피하기, 초기 증상 무시하지 않기, 충분한 휴식 취하기 등을 꼽을 수 있습니다. 또 평소 식이요법이나 운동 등으로 몸 상태를 잘 관리하면 전반적인 면역 체계를 강화하는 데 도움이 돼 독감을 예방할 수 있습니다.

제6장

잘 지켜봐야 할
우리 아이
건강

01
'양어깨 비대칭'인
우리 아이 어쩌나

10세 전후 척추측만증은
남아보다 여아의 발병률이 높다

•

| 의학 자문 인용 |

김재원 가톨릭대학교 인천성모병원 재활의학과 교수
서지현 이대목동병원 재활의학과 교수

"아이들에게 흔한 척추측만증은
통증이 없어 주의 깊음이 필요하고
성장이 멈출 때까지 지속적으로
검진·관리를 받아야 한다."

   학교에 다니는 아이들에게 흔한 질환 중 하나로 '척추측만증'이 꼽힌다. 겨울방학을 맞아 부모 등 보호자는 아이의 자세나 성장에 관심을 두고 살펴보는 게 좋다. 진단이 더디거나 제때 치료하지 않으면 척추가 더욱 휘어지고 심한 변형이 올 수 있기 때문이다.

재활의학과 의료진에 따르면, 우리 몸의 중심축 역할을 하는 척추는 7개의 경추(목등뼈)와 12개의 흉추(등뼈), 요추(허리뼈), 천추(엉치뼈), 미추(꼬리뼈) 등 33개의 뼈로 구성된다. 척추는 정면에서 봤을 때 '1'자, 측면에서 봤을 때 완만한 'S'자의 만곡형이 정상이다.

그러나 알 수 없는 원인으로 척추가 틀어지고 휘어지면 X선 영상에 C자나 S자의 형태가 나타난다. 10도 이상의 척추 변형을 척추측만증이라고 한다. 특히 아이들에게 척추측만증은 10세 전후에, 남자아이보다는 여자아이에게 더 발생률이 높다.

척추측만증은 척추 변형으로 골반이나 양어깨 높이가 확연히 다르거나 한쪽 등이 튀어나오고 몸통이 한쪽으로 치우쳐 보이는 게 특징이다. 진단이 늦어지거나 제때 치료하지 않고 방치하면 척추가 더욱 휘어지고 심한 변형이 발생할 수 있다.

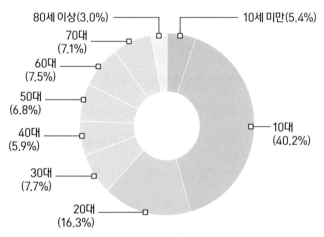

| 2019년 척추측만증 연령별 진료 인원 비율 |

80세 이상(3.0%)
70대 (7.1%)
60대 (7.5%)
50대 (6.8%)
40대 (5.9%)
30대 (7.7%)
20대 (16.3%)
10세 미만(5.4%)
10대 (40.2%)

자료: 건강보험심사평가원

소아 척추측만증은 원인에 따라 비구조적 측만증과 구조적 측만증으로 나뉜다. 비구조적 측만증은 다리 길이의 차이나 허리통증으로 척추가 일시적으로 휜 것을 말한다. 이 경우 원인을 교정하면 척추가 다시 펴진다.

서지현 이대목동병원 재활의학과 교수는 "흔히 생각하는 가방을 한 쪽으로 매서, 다리를 꼬아서 생기는 척추 변형 등이 해당한다"며 "이것은 전문의가 말하는 정확한 의미의 척추측만증은 아니다"라고 설명한다.

엄밀한 기준의 척추측만증은 대부분 구조적 측만증이다. 구조적 측만증의 80% 이상은 특발성, 원인을 알 수 없다. 다만 가족 중 척추 측만증이 있다면 발생률은 약 20%까지 오르기도 한다. 일반적인 발생률 2%보다 10배 높은 수준이다.

김재원 가톨릭대학교 인천성모병원 재활의학과 교수는 "통증 등 증상이 거의 없고 이차성징이 나타나는 초경이나 10세 전후부터 성장이 멈출 때까지 급격히 진행한다. 성장기가 지난 뒤에 아주 큰 각도로 휘어졌으면 척추 교정 수술이 필요할 수 있다"고 말한다.

척추측만증 진단은 우선 전문의가 맨눈으로 확인하는 게 먼저다. 아이가 양발을 모으고 무릎을 편 채 허리를 90도로 굽혔을 때 한쪽 흉곽(가슴)이 돌출되는지 관찰한다. 어깨 높이나 골반 높이 차이, 견갑골(어깨뼈) 비대칭성을 살펴본다.

척추가 20도 이하로 휘어졌다면 특별한 치료는 필요하지 않으나 4개월에서 1년 간격으로 X선 촬영(엑스레이)으로 추적 관찰해야 한다. 각도가 크지 않다고 방치할 수는 없는 만큼 운동치료도 중요하다. 만약 각도가 20도에서 40도 사이로 급격하게 커지면 보조기를 착용해야 한다.

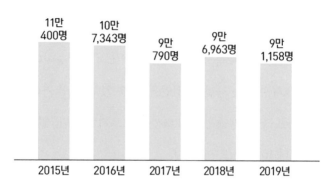

| 2015~2019 척추측만증 환자 수 |

11만 400명 (2015년)
10만 7,343명 (2016년)
9만 790명 (2017년)
9만 6,963명 (2018년)
9만 1,158명 (2019년)

자료: 건강보험심사평가원

보조기 착용은 환자 나이, 중증도에 따라 다르다. 앞으로 더 나빠질 가능성이 있는 아이들에게 권한다. 치료 목표는 성장이 남아 있는 아이들에게 더 이상의 측만 진행을 막기 위해서다.

보조기를 착용한 뒤에도 재활치료는 필요하다. 여러 연구에서 커브 각도가 10도 이상으로 진단된 특발성 측만증 청소년을 대상으로 재활치료를 한 결과 각도가 줄어들거나 진행이 더뎌졌다. 자세 교정이나 운동 기능 향상도 확인됐다.

40~50도, 심하게는 60~80도 이상 틀어지는 경우도 있다. 척추측만

은 주로 흉추 부분에서 일어나기 때문에 심장이나 폐에 나쁜 영향을 줄 수 있다. 아이 스스로 자신의 몸이 틀어졌다고 인식해 심리·정서적 문제도 우려된다. 이때는 환자 상태에 따라 수술을 고려한다.

| 척추측만증 주요 증상 |

- 똑바로 서 있을 때 양쪽 어깨 높이가 다름
- 앉아 있을 때 양쪽 어깨 높이가 다름
- 허리를 굽혔을 때 양쪽 등 높이가 다름
- 양쪽 가슴 크기가 다름
- 다리 길이가 다름
- 뒤에서 볼 때 등이 휘어짐
- 오래 앉아 있기 힘듦
- 어깨 통증
- 어깨 결림
- 원인 모를 두통
- 한쪽 신발만 먼저 닳음
- 몸의 균형감을 잃고 자주 넘어짐
- 차렷 자세로 서 있을 때 고개가 한쪽으로 기울어짐

김 교수는 "수술은 나이, 성장 정도, 척추의 휘어진 정도 등을 모두 고려해 진행하는 게 바람직하다"면서 "척추만곡이 더 진행되기 전 조기 발견해 치료하는 게 중요하다"고 당부한다.

특히 통증을 유발하지 않아 보호자의 각별한 주의가 필요하다. 보호자들은 아이의 양어깨 높이가 달라지거나, 견갑골을 뒤에서 봤을 때 한쪽만 튀어나오거나 골반 높이의 차이가 보이며 옷매무새가 이상하다는 느낌이 들면 병원을 찾는 게 좋다.

서 교수는 "척추측만증을 가진 환아는 성장이 멈출 때까지 철저한 검진과 관리를 받아야 한다. 성장이 많이 남아 있을수록, 만곡이 클수록 급속도로 진행할 수 있다"며 "빨리 병원을 찾아 검사받고 치료를 시작하면 아이의 체형이 변하는 것을 막을 수 있다"고 조언한다.

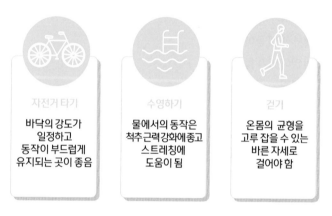

| 척추측만증 예방에 좋은 운동 |

자전거 타기
바닥의 강도가
일정하고
동작이 부드럽게
유지되는 곳이 좋음

수영하기
물에서의 동작은
척추근력강화에좋고
스트레칭에
도움이 됨

걷기
온몸의 균형을
고루 잡을 수 있는
바른 자세로
걸어야 함

자료: 국민건강보험공단

256

Q 척추측만증이란 무엇인가요?

A 척추가 정상적인 I자 형태가 아닌 C자나 S자 형태로 측면 방향으로 휘어지는 질환입니다. 10도 이상의 척추 변형을 척추측만증이라고 합니다. 정확한 원인은 아직 밝혀지지 않았지만, 유전적 요인, 호르몬 불균형, 근육 약화 등이 관련 있다고 생각됩니다.

Q 척추측만증을 진단하는 방법은 무엇인가요?

A 우선 전문의가 맨눈으로 확인하는 게 먼저입니다. 아이가 양발을 모으고 무릎을 편 채 허리를 90도로 굽혔을 때 한쪽 흉곽(가슴)이 돌출되는지 어깨 높이나 골반 높이 차이, 견갑골(어깨뼈) 비대칭성을 살펴봅니다. 척추가 20도 이하로 휘어졌다면 특별한 치료는 필요하지 않으나 4개월에서 1년 간격으로 X선 촬영(엑스레이)으로 추적 관찰합니다. 만약 각도가 20도에서 40도 사이로 급격히 커지면 보조기를 착용해야 합니다.

Q 척추측만증의 증상은 무엇인가요?

A 초기에는 증상이 거의 없습니다. 하지만 진행이 되면 양어깨 높이 또는 골반 높이 차이, 한쪽 견갑골(어깨뼈)이 뒤에서 봤을 때 튀어나옴, 옷매무새가 이상함, 허리통증, 심한 경우에는 호흡 곤란, 심장질환 등이 나타날 수 있습니다.

02

신생아의 1/500로 나타나는 '구순구개열'

성장 과정에 맞춰 결손 부위를 제때 재건·교정해야 한다

•

| 의학 자문 인용 |

김지남 건국대학교병원 성형외과 교수
오태석 서울아산병원 성형외과 교수

"구순구개열은 국내 발생률이
전 세계에서 가장 높다.
종류에는 입술이 갈라진 구순열과
입천장이 갈라진 구개열이 있다."

국내 신생아 500명 중 1명꼴로 나타나고, 선천성 태아 안면기형으로는 흔한 편인 '구순구개열'은 환아의 성장 과정에 사회적, 정신적 스트레스를 주기 때문에 적합한 치료가 중요하다. 환아가 안정감을 느끼고 치료에 임할 환경만 만들어진다면 결함 없이 밝은 웃음을 되찾을 수 있다는 것이 성형외과 의료진의 조언이다.

오태석 서울아산병원 성형외과 교수에 따르면, 구순구개열은 입술과 입천장 외에 근육과 연골, 뼈가 총체적으로 갈라지는 질환이다. 국내 발생률이 전 세계에서 가장 높다. 구순구개열 환자 중 절반 이상은 입술이 갈라진 구순열과 입천장이 갈라진 구개열이 함께 발생한다.

구순열과 구개열이 단독으로 발생하는 비율은 각각 20%, 30% 정도다. 구순열 중에서도 입이 부분적으로만 갈라지는 경우도 있고 콧구멍까지 완전히 갈라지는 경우도 있다. 구개열 역시 입천장만 갈라진 경우도 있지만 잇몸까지 모두 갈라지는 치조열이 동반되는 등 정도와 범위는 다양하다.

김지남 건국대학교병원 성형외과 교수에 따르면, 태아의 입술은 임신 4~7주 사이에 형성되는데, 이때 입술 또는 입천장을 만드는 조직이 유합되지 못해 구순구개열이 발생한다. 구순구개열을 적절한 시기에 올바르게 치료하지 못하면 입술과 잇몸뿐만 아니라 코, 치아, 턱 등 안면 전체의 성장이 방해되거나 변형이 올 수 있다.

발생 원인은 명확히 밝혀진 바 없다. 여러 요소의 복합적 작용으로 태아의 세포 형성 부족, 증식 부전, 성장 장애를 유발해 구순구개열이 생긴다고 추정하는 정도다. 극히 드물게 유전, 임신 초기 약물 복용이나 엽산 또는 비타민C 결핍, 임신 이후 발생한 저산소증이나 홍역 같은 질병이 원인으로 밝혀지는 경우도 있다.

구순구개열이 있으면 외모뿐 아니라 먹고 말하고 듣는 기능에도 문제가 생길 수 있어 적극적인 치료가 필요하다. 정상적인 외형과 기능을 갖추려면 갈라진 입술과 입천장을 봉합하는 첫 수술을 잘 마친 뒤 성년이 될 때까지 꾸준히 치료받아야 한다. 환자는 태어난 뒤부터 얼굴 뼈 성장이 끝나는 만 20세까지 평균 18년간 최소 5회 이상 수술을 받게 된다.

오 교수는 "입술과 입천장을 봉합하는 첫 수술이 가장 중요하다"고 강조한다. 일반적으로 입술 봉합은 100일경에 하고 돌 무렵에 입천장 봉합 수술을 한다. 하지만 정확한 수술 시기는 구순구개열 정도와 범위, 동반된 선천성 기형, 마취 위험도 등을 고려해 결정하는 만큼 환자마다 다르다.

1차 수술을 잘 마치면 성장 과정에서 나타나는 변형 교정을 위한 2차 수술이 이어진다. 사회성 발달을 고려해 초등학교 입학 전 코와 입술 변형을 교정한다. 저학년 무렵 갈라진 잇몸 사이에 뼈를 이식하고, 얼굴 성장이 끝나는 사춘기 이후 최종 코 수술을 한다. 상악(위쪽 턱)이 정상적으로 자라지 않은 경우 얼굴 뼈 성형까지 마치면 주요 치료가 마무리된다.

구순구개열은 환자에 따라 조직과 비뚤어진 정도가 제각각이다. 환자 대부분이 1세 미만이라 의료진의 사소한 실수에도 신경과 근육이 손상될 위험이 크다. 증상도 여러 부위에 복합적으로 나타난다. 작은 입술과 입천장에서 이뤄지는 수술이지만 그 안에 모든 성형외과 기법이 총 망라된다.

치료는 환자 성장 과정을 따라 오래 이어지기 때문에 환자가 안정감을 느끼며 치료에 임할 수 있어야 한다. 김지남 교수는 수술 후에 울거나 기침, 젖꼭지, 손가락 빨기 등 입술에 긴장을 주는 행위를 하게 되면 봉합된 곳이 다시 벌어지거나 흉터가 심하게 남을 수 있다며 "보호자도 지속해서 봉합된 곳이 다시 벌어지지 않는지 관찰해야 한다"고 조언한다.

최근 병원들은 치료 완결성을 높이기 위해 다학제 협진을 진행하고 있다. 구개열 환자는 중이와 비강을 연결하는 관이 올바로 기능하지 못해 중이염이 나타나고 청력에도 문제가 생길 수 있다. 필요한 경우 유아기부터 관련 치료를 시행하며 언어치료로 발음장애를 개선하고 구순구개열 치아교정도 하면 도움이 된다.

오 교수는 "환자마다 개별적 질환 정도와 발달 사항이 달라 결손 부위를 정교하게 재건하려면 의료진의 해부학 지식과 수술 경험이 중요하다"며 "수술 기법이 나날이 발전해 최근에는 수술 부위에 미세한 흉터만 남을 정도로 치료 경과가 좋다. 구순구개열을 가지고 태어났더라도 기능과 외적 결함 없이 밝은 웃음을 되찾을 수 있을 것"이라고 당부한다.

Q 구순구개열이란 무엇인가요?

A 태아의 입술 또는 입천장을 만드는 조직이 유합되지 못해 발생하는 선천적 기형입니다. 임신 4~7주 사이에 입술과 입천장이 형성되는 과정에서 문제가 생겨 발생합니다.

Q 구순구개열의 원인은 무엇인가요?

A 정확한 원인은 아직 밝혀지지 않았습니다. 여러 요소의 복합적 작용으로 태아의 세포 형성 부족, 증식 부전, 성장 장애를 유발해 구순구개열이 생긴다고 추정됩니다. 극히 드물게 유전, 임신 초기 약물 복용이나 엽산 또는 비타민C 결핍, 임신 이후 발생한 저산소증이나 홍역 같은 질병이 원인으로 밝혀지는 경우도 있습니다.

Q 구순구개열 치료 후 주의해야 할 점은 무엇인가요?

A 봉합된 곳이 벌어지지 않도록 주의해야 합니다. 울거나 기침, 젖꼭지, 손가락 빨기 등 입술에 긴장을 주는 행위를 피해야 합니다. 보호자는 봉합된 곳이 다시 벌어지지 않는지 지속적으로 관찰해야 합니다. 필요한 경우 중이염 치료, 언어치료, 구순구개열 치아교정 등을 하면 도움이 됩니다.

03

또래보다 확연히 작다면
'성장호르몬 결핍증'

조기 진단·치료가 중요하며
최근 주 1회 주사제 허가로 환경이 개선됐다

•

| 의학 자문 인용 |

채현욱 강남세브란스병원 소아청소년과 교수

초등학생 딸을 둔 어머니 김 씨(42)는 요즘 고민이 있다. 3월 초 등학교에 입학한 아이의 키가 또래 아이보다 확연히 작았기 때문이다. 병원에서 여러 검사를 받은 결과, '성장호르몬 결핍증(GHD)'이었다.

김 씨는 '언젠가 크겠지'라고 생각했던 점을 후회하고 아이에게 미 안하다며 "성장이 끝날 때까지 매일 성장호르몬 주사를 맞아야 한다 는 생각에 안쓰럽다"며 "앞으로 중학교까지 다니며 수학여행, 수련회 등 여러 일정을 소화할 텐데 주사를 빼먹지 않고 잘 맞을 수 있을지 걱정"이라고 말한다.

성장호르몬 결핍증은 뇌하수체에서 '소마토트로핀'이라는 성장호르몬이 제대로 분비되지 않아 발생하는 질환이다. 성장호르몬이 결핍되면 저신장은 물론, 유치가 늦게 나거나 손톱이 잘 부러지고 뼈 발달이 늦어진다.

세계적으로 약 4,000~1만 명의 아동 중 1명에 발생한다고 알려졌다. 선천적으로 타고날 수도 있으나 심각한 뇌 손상 등으로 인해 후천적으로 발병할 수도 있다. 적절한 치료를 받지 않으면 키가 자라지 않아 평균보다 작을 수 있다. 일상에서도 사회적·정서적 영향을 받는다.

진단의 중요한 기준은 '또래에 비해 확연히 작은 키'다. 같은 연령과 성별에서 키가 100명 중 3번째 이하로 작다면 성장호르몬 결핍증으로 인한 저신장을 의심해 볼 수 있다. 3세 이상에서 사춘기 시작 전까지 연간 4㎝ 미만의 성장 속도를 보인다면 검사를 받아보는 게 필요하다.

검사는 엑스레이(X선) 촬영, 성장호르몬 자극 테스트, 자기공명영상(MRI) 등으로 이뤄진다. 결핍증을 진단받으면 최대한 빨리 성장호르몬 투여 등을 해야 한다. 치료 기간은 성장이 거의 끝날 때까지고, 평균 성장 속도가 1년에 2㎝ 미만이 될 때 중단한다.

채현욱 강남세브란스병원 소아청소년과 교수는 "만약 10세 이후, 늦게 치료를 시작하면 성장할 수 있는 잠재력이 그만큼 감소해 치료한다 해도 정상 성인 키에 도달하기가 매우 어렵다"면서 "일찍 시작할 경우 최종 성인 키는 더욱 크게 돼 조기 진단과 치료가 중요하다"고 말한다.

성인이 돼 최종 키에 도달한 뒤에도 '성장호르몬 결핍'으로 비만이나 대사증후군이 올 수 있고 근력이 떨어지므로 성장호르몬 분비 상태에 대한 재평가를 거쳐야 한다. 이후 결핍이 계속되면 성장호르몬을 투여한다.

채 교수는 "일찍부터, 빠르게 시작해서 가급적 오랜 기간 유지하는 게 효과가 좋다. 다만 매일 투여하는 주사가 대부분인 데다가 어린 나이에 치료받아야 해 계획된 치료 일정을 지키기 어려운 환자가 많고 투여 주기를 놓치는 등 치료 순응도가 낮은 환자들이 빈번한 편"이라고 소개한다.

국외 연구에 따르면, 성장 부진으로 매일 성장호르몬 주사를 투여하는 소아 환자 중 주 1회 이상 투여를 놓치는 사례는 39% 있었다. 2회 이상 놓치는 경우는 23%로 나타났다. 치료 순응도가 80% 이상인 환자 비율은 시간이 지날수록 점차 줄어, 5년 시점에는 28%밖에 되지 않았다.

치료 순응도에 따른 키 성장 속도 표준편차 점수(HVSDS) 연구를 보면 1주일에 하루 이하로 투여를 놓친 환자(치료 순응도가 높은 환자)는 1주일에 3일 이상 투여를 놓친 환자(치료 순응도가 낮은 환자) 대비 더 빠른 성장 속도를 보였다.

주사 맞을 시간을 놓쳤을 경우 투여 시간이 지난 지 그리 오래되지 않았다면 되도록 빨리 맞는 게 바람직하다. 다만 기존 투여 시간보다 다음 투여 시간에 더 가까워진 시점이라면 다음 시간에 맞춰 투여하되 용량을 2배로 늘려 투여해서는 안 된다.

최근에는 환아와 보호자가 참고할 만한 주사제가 국내 허가됐다. 한국화이자제약의 '소마트로곤' 성분 주사로서 주 1회 투여로 매일 투여하는 주사제와 비열등 효과를 보인다. 2023년 5월 기준 국내 주 1회 뇌하수체 호르몬 제제 중 최초이자 유일한 프리필드펜 제제다. 매일 투여하는 주사제 대비 투여 스케줄 편의성, 투여 스케줄 지속성을 보였고, 보호자와 가족 일상 방해 항목을 유의미하게 개선했다.

| 대한민국 아동 평균 신장과 체중 |

남자 아동	나이	여자 아동
133.2cm / 27kg	8세	132.3cm / 24kg
139.1cm / 31kg	9세	138.5cm / 26kg
144.0cm / 35kg	10세	145.1cm / 30kg
150.4cm / 40kg	11세	151.1cm / 34kg
158.0cm / 45kg	12세	155.6cm / 39kg
164.1cm / 50kg	13세	159.3cm / 43kg

자료: 한국교육개발원

Q 성장호르몬 결핍증이란 무엇인가요?

A 성장호르몬 결핍증은 뇌하수체에서 충분한 성장호르몬이 분비되지 않아 키가 작아지는 질환입니다. 선천적으로 발생하기도 하고, 뇌 손상 등 후천적인 원인으로도 생길 수 있습니다. 적절한 치료 없이는 키가 크지 못하고, 사회생활에서 어려움을 겪을 수 있습니다.

Q 성장호르몬 결핍증은 어떻게 치료하나요?

A 성장호르몬 결핍증은 성장호르몬 투여를 통해 치료합니다. 인공 성장호르몬을 주사하는 방법으로, 치료 기간은 성장이 거의 끝날 때까지이며, 평균 성장 속도가 1년에 2cm 미만이 될 때 중단합니다.

Q 성인이 된 후에도 성장호르몬 결핍증 치료가 필요한가요?

A 네, 성인이 된 후에도 성장호르몬 결핍증 치료가 필요할 수 있습니다. 성장호르몬 결핍은 비만, 대사 증후군, 근력 저하 등의 문제를 유발할 수 있기 때문입니다. 따라서 성인이 되어도 성장호르몬 분비 상태를 정기적으로 검사하고, 결핍이 지속될 경우 성장호르몬 치료를 고려해야 합니다.

04

12년 새 급증한
'성조숙증'

남녀를 막론하고 비만이
성조숙증 발생률을 높이는 주요 원인이다

•

| 의학 자문 인용 |

김신혜 상계백병원 소아청소년과 교수
김신희 가톨릭대학교 인천성모병원 소아청소년과 교수

성조숙증으로 치료받은 어린이들이 급증하고 있다. 어린 나이에 이차성징, 이른바 '사춘기'가 지나치게 빨리 온 것으로 여아 8세, 남아 9세 미만을 기준으로 또래보다 2년 이상 일찍 발달할 때 진단한다. 아동의 정신적인 발달이 신체 발달을 따라가지 못해 심리적 스트레스가 발생할 수 있다.

신체적으로는 성호르몬의 영향으로 성장판이 일찍 닫혀 최종적으로 성인 키가 작아질 수 있으며, 여아의 경우 조기 초경이 발생하고 성호르몬 관련 암 발생 우려가 커진다. 성조숙증 발생에는 유전적·환경적 요인, 영양 상태 등 다양한 원인이 있다.

인제대학교 상계백병원 소아청소년과 성장클리닉 연구팀은 2008~2020년 성조숙증으로 치료받은 9세 미만 여아와 10세 미만 남아 13만 3,283명의 분석 결과를 국제학술지 '플로스 원(Plos One)'에 발표했다. 분석 기간 성조숙증 진단은 여아가 12만 6,377명으로 남아의 6,906명보다 18.3배 많았다.

하지만 12년간 10만 명당 성조숙증 증가율은 남아가 1.2명에서 100명으로 83.3배 폭증하며 여아의 15.9배(88.9명→1414.7명)를 훨씬 앞질렀다. 성조숙증의 주요인 중 하나인 비만 유병률이 여아보다 남아에서 더 높은 게 증가율 차이에 영향을 미쳤다는 분석이다.

김신혜 상계백병원 소아청소년과 교수는 "사춘기 발달은 비만뿐 아니라 내분비장애 물질, 스마트폰 등의 디지털기기 노출, 심리적인 스트레스 등이 복합 작용한다"며 "전 세계 유례가 없을 정도로 급증하는 한국의 성조숙증 증가 원인과 암 발병 연관성 등에 대한 대규모 연구가 필요하다"고 조언한다.

건강보험심사평가원 통계를 보면, 성조숙증으로 진료받은 국내 어린이는 2022년 17만 7,125명으로 2018년 10만 2,556명에서 72.2%(7만 4,239명) 증가했다. 성장에 대한 관심으로 병원을 찾는 아이와 부모가 크게 늘어난 것이 증가 요인으로 꼽힌다. 소아비만 급증과 환경호르몬도 요인으로 지목된다.

원인에 따라 사춘기 조절 이상에 의한 '진성(중추성) 성조숙증'과 성호르몬 분비 이상에 의한 '가성(말초성) 성조숙증'으로 나뉜다. 다만 여아는 80% 이상이 원인 없이 발생하는 특발성이고 남아는 50%가 중추신경계 종양이나 고환질환, 갑상샘 저하증 등 기질적 질환과 관련이 있다고 알려진다.

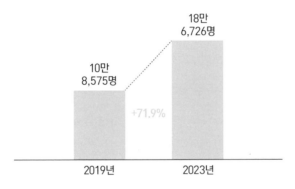

| 2019~2023 성조숙증 환자 수 증가 추이 |

10만
8,575명

18만
6,726명

+71.9%

2019년   2023년

자료: 국민건강보험심사평가원

정확한 진단을 위해서는 소아 내분비 전문의의 진찰이 먼저 필요하다. 병력을 청취해 이차성징이 나타난 시기, 진행 속도, 속도의 변화, 성조숙증 가족력, 과거 병력 등을 파악한다. 이후 신체 성장과 사춘기 발달 정도, 뼈 나이가 제 나이에 비해 어느 정도 성장이 앞섰는지 등을 평가한다.

성조숙증은 사춘기의 신체 변화가 지나치게 빠르게 진행되는 경우 의심할 수 있다. 다만 사춘기가 빨리 왔더라도 그게 정상 범위 안에 있는지, 정상 범위를 벗어난 것인지 감별해야 한다. 김 교수는 "개별 아동의 상황을 면밀히 평가 후 결정해야 한다"고 강조한다.

김신희 가톨릭대학교 인천성모병원 소아청소년과 교수는 "성장이 또래보다 매우 빠르거나, 뼈 나이가 제 나이보다 1년 이상 앞섰다면 의심할 수 있다"며 "예를 들어, 여아는 만 8세 이전, 가슴에 멍울이 생길 경우 남아는 만 9세 이전에 고환이 커지는 경우 병원을 찾아야 한다"고 설명한다.

기질적 원인이 있으면 그 원인을 치료해야 한다. 특발성의 경우 사춘기 지연 치료를 받을 수 있다. 성선자극호르몬 분비를 억제해 사춘기를 지연시키는 약을 4주 간격으로 피하에 주사한다. 다만 일부 아이에게는 이 약으로도 최종 키의 감소를 막을 수 없어 성장호르몬 치료를 병행할 수도 있다.

성조숙증을 예방하려면 균형 잡힌 영양 섭취와 규칙적인 운동, 충분한 수면과 건강한 생활습관이 중요하다. 가능하면 일회용 용기 사용을 줄이고 환경호르몬에 노출이 덜 되도록 노력하는 게 좋다.

건강 Q & A

Q 성조숙증이란 무엇인가요?

A 어린 나이에 이차성징, 이른바 '사춘기'가 지나
치게 빨리 온 것을 말합니다. 여아의 경우 8세 이전,
남아의 경우 9세 이전에 이차성징이 나타나는 질환
입니다. 또래보다 2년 이상 일찍 발달할 때 진단됩
니다.

Q 최근 성조숙증 환자가 급증하는 이유는
무엇인가요?

A 건강보험심사평가원 통계에 따르면, 2021년 국
내 성조숙증 진료 환자는 2019년 대비 53.5% 증가
한 16만 6,645명에 달했습니다. 주요 증가 원인으
로는 성장에 대한 높아진 관심, 소아비만 증가, 환경
호르몬 영향 등을 지목할 수 있습니다.

Q 성조숙증의 원인은 무엇인가요?

A 성조숙증의 주요인 중 하나로 소아비만 유병률
을 꼽을 수 있습니다. 이 외에도 이차성징이 빠르게
오는 이유는 내분비장애 물질, 스마트폰 등의 디지
털기기 노출, 심리적인 스트레스 등이 복합적으로
작용하는 것으로 보입니다.

05
ADHD 아동은
'뇌질환' 치료 필요

정확한 진단 후 행동치료와 약물치료를
병행해야 한다

•

| 의학 자문 인용 |

조아랑 강동경희대병원 정신건강의학과 교수

아이가 주의력결핍 과잉행동장애(ADHD)를 앓고 있다면 평소에 집중력이 떨어지고 산만할 수 있다. 이때는 꾸중을 할 것이 아니라 정신과를 방문해 치료를 해야 한다.

조아랑 강동경희대병원 정신건강의학과 교수는 "먼저 ADHD 여부를 확실하게 아는 것이 최우선"이라며 "최근 한 조사에서는 100명 중 10명 이상의 유병률이 보고될 정도로 흔한 질환이다. 꾸준한 치료와 원칙적인 생활습관을 유지하면 완치도 가능하다"고 말한다.

ADHD는 아동기 정신질환 중 가장 흔한 뇌질환이다. 이름 그대로 주의력이 떨어져 집중을 못 하거나 충동 조절이 안 돼 과잉행동을 보인다. 학령기 아동에서 가장 흔한 정신과 질환으로, 학령기 유병률은 3~5% 정도이다. 남자아이들이 여자아이들보다 3~4배 많다.

하지만 적극적으로 치료에 임하는 경우는 생각보다 적다. 조 교수에 따르면, ADHD 소아·청소년 중 약 10% 정도만 치료를 받고 나머지는 방치된다. 내 아이가 ADHD라는 것을 모르는 경우도 있지만, 인정하지 않아서 치료를 놓치는 사례도 많다.

보통 '아이가 커가면서 저절로 좋아지겠지'라고 생각하지만, 통계적으로 보면 약 30% 이상이 성인기까지 그 증상이 지속된다는 보고도 있다.

ADHD가 나타난 아이는 대개 7세 이전에 산만함이나 과한 활동성, 주의·집중력에 어려움을 보인다. 따라서 부모나 보호자, 유치원 선생 등이 제공하는 정보가 진단에 유용하다. 병원에 오면 진료와 면담을 통해 문제점들을 파악하고 그에 맞는 검사를 시행한다.

그렇다고 산만한 아이가 모두 ADHD인 것은 아니다. 단순히 외향적인 기질이거나 우울증, 불안장애, 자폐, 갑상샘 장애나 대뇌 손상 등 ADHD가 아니면서도 ADHD처럼 보이는 경우도 많기 때문에 정신과 면담과 검사 진행이 필요하다. 혼란스러운 양육 환경, 부적절한 양육 방법, 아동 학대와 같은 환경도 ADHD 유사 증상을 일으킬 수 있다.

ADHD 치료를 위해서는 먼저 부모와 교사 등 주변 사람들로부터 얻는 정보가 중요하다. 이어 병원 진찰 결과를 바탕으로 최종 진단한다. 치료를 위해서는 아동 상태에 맞는 양육 방향을 제시하는 부모 교육, 사회기술 훈련이나 학습치료 같은 인지·행동치료와 약물치료를 병행한다.

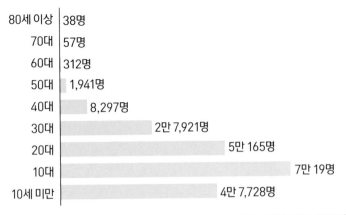

| 2023년 ADHD 연령별 진료 인원 현황 |

자료: 건강보험심사평가원

약물치료는 ADHD 아이의 주의·집중력과 행동조절 능력에 관여하는 신경계 저활성을 활성화시켜 증상을 조절한다. 약물치료를 잘 받아야 할 뿐만 아니라 부모님과 선생님을 위한 심리적 지지와 질병에 대한 이해를 돕는 교육이 함께 이루어져야 치료 순응도를 높여 ADHD 아동의 정서 안정과 행동 교정에 도움이 된다.

가정 내에서의 지도도 ADHD 아동 환자에게 매우 중요하다. 특히 산만한 아동은 부모와 함께 숙제나 공부를 하는 것만으로도 산만한 행동이 줄어든다. 한눈팔지 않고 집중하면 칭찬하고 격려해 아이가 기쁘게 집중할 수 있게 해주는 것이 좋다.

조 교수는 "산만해지기 쉬운 환경을 개선하고 지시할 때는 아이의 눈을 보며 명료한 말로 쉽게 설명하도록 해야 한다. 여러 지시를 한 번에 하는 것보다는 한 가지를 수행하도록 하는 게 좋다"고 조언한다.

Q ADHD는 어떻게 진단하고 치료하나요?

A 정신과 진료에서 면담, 검사 등을 통해 진단합니다. 부모나 보호자, 유치원 선생님 등 주변 사람들의 정보도 진단에 도움이 됩니다. ADHD 치료는 부모 교육, 사회기술 훈련, 학습치료, 약물치료 등을 병행합니다. 치료 방법은 아동의 상태에 따라 다릅니다.

Q 가정에서 ADHD 아동을 어떻게 도와줄 수 있나요?

A 산만한 환경을 개선하고, 명료한 말로 지시하며, 한 가지 일에 집중하도록 격려하는 것이 좋습니다. 또한, 아이가 집중하면 칭찬하고 격려하는 것도 도움이 됩니다.

Q ADHD는 완치될 수 있나요?

A 꾸준한 치료와 원칙적인 생활습관 유지를 통해 완치도 가능합니다. 하지만, 통계적으로 약 30% 이상이 성인기까지 증상이 지속될 수 있다는 점을 기억해야 합니다.

06

학습 부진으로 오해하는 '난독증'

자존감 저하, 우울증, 불안으로 이어질 수 있어 조기 치료를 받아야 한다

●

| 의학 자문 인용 |

김일빈 한양대학교구리병원 정신건강의학과 교수

"글자를 읽거나 쓰는 데 어려움이 있는
난독증은 지적 장애가 없는
IQ 70 이상인 경우에 진단된다.
유병률은 5% 내외다."

초등학교에 입학한 A 군의 어머니는 담임교사와 상담하던 중 깜짝 놀랐다. 수업 시간에 책을 읽으라고 하면 읽지 못하고 가만히 있거나, 전혀 다른 문장을 말한다는 것이다.

책상 앞에 앉아 있지 못하고, 공부하는 것을 싫어해 학습 부진으로만 생각한 A 군의 어머니는 결국 자녀를 데리고 정신건강의학과에 찾아가기로 했다.

난독증이란 지능은 정상이지만 글자를 읽거나 쓰는 데 어려움이 있는 증세를 말한다. 난독증은 뇌의 기능적 문제에 의한 것이지만 지능은 정상이어서 지적 장애와는 다르다. 지적 장애가 없는 IQ 70 이상인 경우에 진단된다. 유병률은 5% 내외로 알려져 있다.

난독증을 겪는 아동들은 단어 속 자음, 모음의 순서를 헷갈리거나, 다음 단어를 읽을 때 조사 등 기능어를 생략하거나 바꿔서 부르는 경우가 많다. 시각에는 문제가 없으나, 뇌에서 글자를 인식하고 소리로 바꾸는 과정에 문제가 생기기 때문이다. 맞춤법이 자주 틀리고, 날짜, 사람 이름, 전화번호를 외우기 힘들어하는 것도 난독증의 대표적인 증상이다.

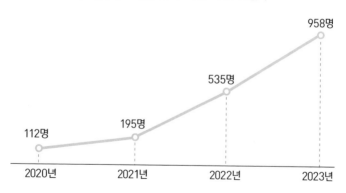

| 서울시교육청 난독 학생 지원 현황 |

958명

535명

195명

112명

2020년   2021년   2022년   2023년

자료: 서울특별시교육청

글자를 이해하는 데 오랜 시간이 걸리고, 여러 번 반복해도 잊어버린다면 난독증을 의심해 볼 수 있다. 난독증은 글자를 인식하는 시지각, 글자를 보고 소리로 변화시키는 음운인식 등의 과정에 문제가 생긴 경우를 뜻한다. 대개는 초등학교에 입학하면서 발견되는 경우가

많으며, 치료 시기는 빠르면 빠를수록 좋다.

난독증 아동들은 또래에 비해 학업 수행 능력이 뒤처지기 때문에, 아동이 초등학교에 입학한 후 교사, 학부모에 의해 처음 발견된다. 다만 난독증은 주의력결핍 과다행동장애(ADHD)의 증상 중 하나일 수도 있기 때문에 의심이 가면 병원에 가서 진료를 받아보는 것이 좋다.

| 난독증 치료법 |

- 음운 인식 훈련: 말소리를 말소리의 가장 작은 단위에서 조작하는 연습
- 파닉스 훈련: 자음, 모음 낱개 단위의 글자 발음을 학습
- 해독 훈련: 낱자 소리에 대한 지식을 이용해 자음과 모음 소리를 합성하는 훈련
- 유창 및 철자 훈련: 간단한 어구를 반복하여 정확하게 읽기

난독증을 치료하려면 약물치료뿐 아니라 음운 인식 훈련, 음소 결합 훈련 등의 치료도 같이 받는 것이 좋다. 선천성 난독증의 경우 글 읽기 기초를 배우는 5~7세에 치료하는 것이 효과가 가장 크다.

치료법으로는 말소리를 말소리의 가장 작은 단위에서 조작하는 연습을 하는 '음운 인식 훈련', 자음·모음 낱개 단위의 글자 발음을 학습하는 '파닉스 훈련', 파닉스 교육을 통해 배운 낱자 소리에 대한 지식을 이용해 자음·모음 소리를 합성하는 '해독 훈련', 간단한 어구를 반복하여 정확하게 읽게 하는 '유창 및 철자 훈련' 등이 있다.

김일빈 한양대학교구리병원 정신건강의학과 교수는 "난독증을 치

료하지 않고 방치하면 자존감 저하로 이어질 수 있을 뿐만 아니라 우울증, 불안 등의 질환으로 전개될 수 있다"며 "증세가 있을 때 조기에 치료를 받는 것이 매우 중요하다"고 조언한다.

서울특별시교육청은 2024년 3월부터 난독·경계선 지능 학생의 학습 능력 향상 및 학교생활 적응을 위한 지원에 나섰다. 공모 절차를 통해 선정된 55개의 난독·경계선 지능 전문 지원 기관과 업무협약을 맺은 것이다.

서울특별시교육청은 난독·경계선 지능 중재 지원에 대한 접근성과 전문성을 높이기 위해 기관 수를 전년 대비 30% 확대하고, 전문 지원 기관을 직접 방문하기 어려운 학생들을 위해 '학교로 찾아가는 서비스'도 확대한다는 계획이다.

각 학교는 신학년 3월 한 달 동안 다층적 진단 활동을 실시하고, 학습 지원 대상 학생 중 난독증 또는 경계선 지능이 의심되면 교육지원청 내 '서울지역학습도움센터'로 심층 진단을 요청할 수 있다. 이곳으로 연계된 학생이 지원 대상으로 선정되면 개별 맞춤식 전문적 지원을 받게 된다.

Q 난독증이란 무엇이며, 일반적인 특징은 무엇인가요?

A 난독증은 정상적인 지능을 가지고 있음에도 불구하고 글자를 읽고 쓰는 데 어려움을 겪는 장애입니다. 뇌의 언어 처리 기능에 문제가 있기 때문에 발생하며, 지적 장애와는 구분됩니다. 난독증은 IQ 70 이상인 개인에게 나타나며, 유병 비율은 5% 정도인 것으로 알려져 있습니다.

Q 난독증 치료에는 어떤 방법이 있나요?

A 난독증 치료는 단순히 약물을 복용하는 것이 아니라, 개인의 증상과 필요에 맞는 다양한 치료 방법을 병행하는 것이 중요합니다. 대표적인 치료 방법에는 음운 인식 훈련, 음소 결합 훈련, 파닉스 훈련, 해독 훈련, 유창 및 철자 훈련 등이 있습니다.

Q 난독증과 ADHD의 차이는 무엇인가요?

A 난독증은 주의력결핍 과다행동장애(ADHD)의 증상 중 하나일 수 있습니다. 하지만 난독증 자체가 ADHD는 아닙니다. 난독증은 글자를 읽고 쓰는 데 어려움을 겪는 반면, ADHD는 주의력 부족, 과도한 활동성, 충동성을 특징으로 합니다.

준비된 사람만
누릴 수 있는

100세
건강시대 3
| 암과 다양한 질환들 |

1판 1쇄 인쇄 2024년 8월 7일
1판 1쇄 발행 2024년 8월 23일

지은이 뉴스1 편집국
펴낸이 이영섭
마케팅 윤성식, 박용석, 이석원, 이지민
책임편집 김정한
편집 최지향
웹디자인 이선정, 조현정, 홍예나, 이지윤
디자인 NURI
일러스트 양혜림, 윤주희

펴낸곳 뉴스1
출판등록 2017년 8월 18일(제 2017-000112호)
주소 (03160) 서울 종로구 종로47, SC빌딩 17층
전화 02-397-7000
이메일 webmaster@news1.kr

ISBN 979-11-961731-8-0 (13510)

Memo

Memo

Memo

Memo